Die gutachterliche Bewertung von Hirnleistungsstörungen

Jochen Tägert

Die gutachterliche Bewertung von Hirnleistungsstörungen

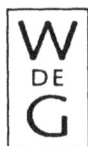

W
DE
G

Walter de Gruyter
Berlin · New York 2000

Dr. Jochen Tägert
Facharzt für Neurologie und Psychiatrie
Söseweg 1 - 3
30851 Langenhagen

Die Deutsche Bibliothek - CIP-Einheitsaufnahme

Tägert, Jochen:
Die gutachterliche Bewertung von Hirnleistungsstörungen / Jochen Tägert. -
Berlin ; New York : de Gruyter, 2000
   ISBN 3-11-016946-0

Der Verlag hat für die Wiedergabe aller in diesem Buch enthaltenen Informationen (Programme, Verfahren, Mengen, Dosierungen, Applikationen etc.) mit Autoren und Herausgebern große Mühe darauf verwandt, diese Angaben genau entsprechend dem Wissensstand bei Fertigstellung des Werkes abzudrucken. Trotz sorgfältiger Manuskriptherstellung und Korrektur des Satzes können Fehler nicht ganz ausgeschlossen werden. Autoren bzw. Herausgeber und Verlag übernehmen infolgedessen keine Verantwortung und keine daraus folgende oder sonstige Haftung, die auf irgendeine Art aus der Benutzung der in dem Werk enthaltenen Informationen oder Teilen davon entsteht.

Die Wiedergabe von Gebrauchsnamen, Handelsnamen, Warenbezeichnungen und dergleichen in diesem Buch berechtigt nicht zu der Annahme, daß solche Namen ohne weiteres von jedermann benutzt werden dürfen. Vielmehr handelt es sich häufig um gesetzlich geschützte, eingetragene Warenzeichen, auch wenn sie nicht eigens als solche gekennzeichnet sind.

Satz, Reproduktion: Ditta Ahmadi, Berlin - Druck: Gerike GmbH, Berlin - Buchbinderische Verarbeitung: Lüderitz & Bauer GmbH, Berlin - Umschlagentwurf: Rudolf Hübler, Berlin

Printed in Germany

Vorwort

Das Buch basiert auf eigenen Untersuchungen. Kritische Ratschläge lieferten der Neurologe Dr. Finck, der Psychologe Prof. Rückert. Herrn Prof. Schliack verdanke ich Hinweise auf Gruhle, den verstehenden Ansatz der deutschsprachigen Psychiatrie. Meine früher in Berlin als Psychologin tätige Mutter vermittelte Kontakte zu Psychologen im Ostteil der Stadt. An der Testdurchführung waren Kathleen Räbiger, Kathrin Reese, Sandra Schwarzer beteiligt. An der zusätzlichen Entwicklung von Tests waren Nicole Apel und Martina Brumma beteiligt. Von Johannes Geissler stammen die Bildvorlagen zur Ermittlung des visuellen Kurzzeitgedächtnisses. Tanja Schmudlach schrieb das Manuskript.

Herrn Dr. Kleine vom Walter de Gruyter Verlag danke ich für Geduld, Verständnis, rasche Information.

Mein erster neurologischer Chef Prof. Trostdorf forderte mich auf, das Thema der Hirnwerkzeugstörungen zu bearbeiten. Die Neurochirurgen Dr. Brunngraber, Priv. Doz. Fantis und Dr. Sandvoß versorgten mich ausgiebig mit akuten Syndromen, insbesondere Zuständen nach Operation von raumfordernden Prozessen.

Gewidmet ist das Buch den Neurochirurgen Prof. Dietz und Prof. Markakis, die mir Patienten mit Balkenläsion, Temporallappenaplasie zuwiesen. An diesen Patienten läßt sich zeigen, wie eine gutachterlich vertretbare Lösung zu suchen ist, wenn sich der Sachverhalt nach wissenschaftlichen Maßstäben nicht ausreichend klären läßt.

Langenhagen, im August 2000   Jochen Tägert

Inhalt

1. Einleitung   1

2. Einteilung von Schweregraden der Invalidität, Zuordnung zu Berufs- und
    Erwerbsunfähigkeit   5

3. Erhebung von Anamnese und psychopathologischem Befund   8

4. Neurologischer Status   13

5. Untersuchung von Hirnwerkzeugstörungen   17

    5.1   Aphasie   18
    5.2   Visuell-konstruktive Störungen   20
    5.3   Störungen des Lernens und Behaltens (einschließlich „Demenz")   21
    5.4   Balkensyndrome   26
    5.5   Zentrale Hörstörungen   27
    5.6   Zum Aussagewert der aufgeführten Verfahren bei psychiatrischen Störungen   28
    5.7   Raritäten   29

6. Testpsychologische Untersuchungen   30

7. Akteninhalt, Zusatzuntersuchungen   34

8. Zukunftsperspektiven   35

9.   Fallsammlung   38

9.1 Standardfälle   38

9.2 Einstufung der Invalidität nach im Kindesalter erlittenen Unfall   67

9.3 Hirnwerkzeugstörungen   74

10. Schlußbemerkung   93

Literatur   95

Abkürzungen:

NK = Nachsprechkapazität
WF = Wortflüssigkeit
BK = Behaltenskapazität
VM = Visuelle Merkfähigkeit

1. Einleitung

Dem gutachterlich tätigen Nervenarzt wird eine Einschätzung des Leistungsvermögens bzw. der Invalidität von verschiedenen Auftraggebern abverlangt: Von Berufsgenossenschaft oder privater Unfallversicherung nach gesetzlich oder privat versichertem Unfall, vom Versorgungsamt nach Antrag auf Zuerkennung eines Behinderungsgrades, von den Rentenversicherungsträgern (LVA, BfA) nach Antrag auf Berufsunfähigkeits- oder Erwerbsunfähigkeitsrente. Als Hirnleistungsstörungen werden üblicherweise Beeinträchtigungen von Wahrnehmung, Orientierung, Lernen und Gedächtnis, der Sprache, der zielgerichteten Bewegungsabläufe, des Denkablaufes und der Urteilsbildung eingeordnet. Lassen sich Hirnleistungsstörungen zahlenmäßig festlegen, in Invaliditätsgrade überführen? Wer dies für unmöglich hält, muß einen entsprechenden Gutachtenauftrag ablehnen.

Für die Unfallversicherungen, die Versorgungsämter müssen die Invaliditätsgrade zahlenmäßig festgelegt werden. Eine entsprechende Festlegung ist nicht gefordert bei der Ermittlung von Berufsunfähigkeit bzw. Erwerbsunfähigkeit. Der Gutachter äußert sich in der Regel unmittelbar zur Erwerbsfähigkeit, ohne sich zahlenmäßig hinsichtlich der Invalidität festzulegen. Die Ermittlung von Berufsunfähigkeit bleibt ein Vorrecht der ärztlichen Mitarbeiter der Rentenversicherungsträger (LVA, BfA), sofern nach dem Gutachten Erwerbsfähigkeit noch gegeben ist, andererseits der bisherige Beruf nicht mehr ausgeübt werden kann und die Erwerbsfähigkeit aus gesundheitlichen Gründen um mindestens die Hälfte gemindert ist (siehe unten). Die Frage, ab welchem Invaliditätsgrad Berufsunfähigkeit bzw. Erwerbsunfähigkeit anzunehmen ist, wird an anderer Stelle diskutiert.

Setzt eine zahlenmäßige Festlegung von Hirnleistungsstörungen voraus, daß man diese objektiv messen kann? Dies ist nicht der Fall. Gruhle, ein herausragender Psychiater der einfühlend-verstehenden Zugangsweise, skeptisch gegenüber den Ansprüchen der messenden Psychologie, hielt eine prozentmäßige Zuordnung von Invaliditätsgraden durch psychopathologische Tatbestände für unproblematisch (38). Offensichtlich war er der Auffassung, daß bei ausreichender Erfahrung des Untersuchers, ausreichender Anamnese- und Befunderhebung, unter zumindest gelegentlichem Einsatz von psychologischen Testverfahren prozentmäßige Zuordnungen möglich sind.

Was heißt Invaliditätsgrad? Wesentlich hat ein solcher Grad damit zu tun, inwieweit sich der Betreffende im Alltagsleben, im Beruf zurecht findet. Orientierungspunkte sind relativ einfach zu beschreibende Funktionsverluste von Sinnesorganen, Amputationen bestimmter Gliedmaßen, die über Jahre hinweg von erfahrenen Gutachtern bzw. in entsprechenden Gutachtentabellen einheitlich festgelegt wurden. Im Bereich der gesetzlichen Unfallversicherungen wird die Invalidität als „Minderung der Erwerbsfähigkeit", abgekürzt „MdE", bezeichnet – über die Jahre hinweg wurde die einseitige Taubheit mit 15 %, die einseitige Blindheit mit 25 %, der Verlust des Beines im Unterschenkel mit 50 %, der Verlust eines Beines im Hüftgelenk mit 80 % bewertet. Diese Orientierungspunkte sind zu beachten. Der Augenarzt, welcher das Auge für den Spiegel der Seele, ein göttliches Organ hält, dessen einseitiger Funktionsverlust mit 25 % hoffnungslos unterbewertet ist, kann seine Auffassung in Artikeln, im Bundestag oder wo auch immer vertreten, nicht aber als Gutachter. Sofern er eine von den üblichen Tabellen abweichende Einschätzung vornimmt, wird dies dem Sachbearbeiter der Berufsgenossenschaft auffallen. Dieser wird eventuell einen ärztlichen Berater einschalten, ein neues Gutachten in Auftrag geben.

Entsprechend führt die Außenseiterhaltung des Augenarztes nur zur Verzögerung des Falles, mit Ärger und Verdruß vor allem für den Betroffenen.

Überbewertung von Einbußen des eigenen Fachgebietes ist oft bei Gutachtern zu beobachten, die ein Fach repräsentieren, für welches noch keine einigermaßen verläßlichen Maßstäbe vorliegen. Entsprechende Fehleinschätzungen waren z. B. vor Jahren serienweise in neuropädiatrischen Gutachten zu finden – weil sowohl das „Kind" wie auch das „Gehirn" oft Gegenstand einer schwärmerischen Verehrung sind. Vor Jahren hatte ich einen Patienten im Übergang von Kindheit zur Jugend nachzubegutachten, dem von neuropädiatrischer Seite eine MdE von 60 % zugesprochen war. Er wies nach einem Schädel-Hirn-Trauma kein neurologisches Defizit auf, wirkte im Gespräch nicht grob auffällig, hatte den Schulbesuch ohne größere Probleme wieder aufgenommen. Psychologische „Testbatterien" hatten geringe kognitive Einbußen ergeben, deren Überbewertung zu der offensichtlich falschen Einschätzung beitrug. Daß die Eltern des Jungen aus „gehobenen Kreisen" stammten, mag zusätzlich eine Rolle gespielt haben.

Entsprechende Fehler sind immer wieder in der Begutachtung von erwachsenen Hirnverletzten zu registrieren, sobald die gutachtende Einrichtung bzw. Praxis plötzlich über einen oder mehrere Psychologen verfügt. Der bis dahin einigermaßen kontrolliert gutachtende Arzt gerät in Euphorie, weil er plötzlich über das für ihn unbekannte Gebiet der psychologischen Testdiagnostik mit verfügt. Er stellt dann fest, daß Wahrnehmung, Gedächtnis usw. hohe menschliche Güter sind, deren geringste Schädigung schon mit Invaliditätsgraden im Bereich der einseitigen Blindheit bis zum Fußverlust einzustufen ist.

Ausdruck einer unsachgemäßen Aufwertung des Gehirns sind auch über Jahrzehnte in geläufigen Gutachtenbüchern bzw. hierin enthaltenen Tabellen (z. B. 69, 74, 84) mitgeschleppte Einschätzungen, nach denen es bei Hirnleistungsstörungen keine Invaliditätsgrade unter 20 % gibt, auch die leichteste Hirnleistungsstörung schon mit 20 % oder sogar 30 % einzustufen ist. Natürlich ist kein vernünftiger nervenärztlicher Gutachter diesen Tabellen gefolgt – insofern besteht für die Hirnleistungsstörungen eine Diskrepanz zwischen Tabellen, Gutachtenbüchern einerseits – gutachterlicher Wirklichkeit andererseits.

Wie läßt sich eine Analogie herstellen zwischen dem Schweregrad einer Hirnleistungsstörung, dem einseitigen Verlust des Hörvermögens, des Sehvermögens, des Beines? Hierauf angesprochen reagieren Testpsychologen je nach Naturell eher abwägend oder gereizt. Gelegentlich hört man, die Frage sei schlecht gestellt, der Frager entlarve sich als grober Vereinfacher, verfüge nicht über ein eigenes Konzept usw. Wenn Testpsychologen meinen, entsprechende Analogien seien nicht herzustellen, müssen sie sich aus der Gutachtenpraxis zurückziehen.

Wie können nun entsprechende Analogien hergestellt werden? Im Grunde kann dies nur ansatzweise gelingen durch „Einfühlen, Verstehen" – im Sinne der phänomenologischen Richtung der deutschsprachigen Psychiatrie, vertreten u. a. durch Gruhle, Jaspers (37, 48). Wer sich für die philosophischen Grundlagen der Methode interessiert, sei auf das Buch von Gadamer (32) verwiesen. Der offensichtliche Mangel der Methode liegt in ihrer mangelnden Objektivierbarkeit, Überprüfbarkeit. Hieraus leitete sich der Überlegenheitsanspruch psychologischer Meßverfahren ab. Andererseits wird jeder verständige Mediziner zumindest im psychiatrischen Abschnitt seiner Ausbildung einsehen, daß es ohne die verstehend-einfühlende Methode nicht geht – daß die Diagnose einer Manie z. B. sicher innerhalb einer Minute, mit psychologischen Meßmethoden aber nur unsicher unter unvergleichlich größerem Zeitaufwand gelingen kann. Voraussetzung für Einsatz, Erfolg der einfühlend-verstehenden Methode sind Ausbildung und andere persönliche Voraussetzungen auf Untersucherebene („Einfühlungsvermögen", „gesunder Menschenverstand"), sowie das Bemühen um einen Konsens mit anderen Untersuchern, die über entsprechende Voraussetzungen verfügen. Die Einschätzung von Hirnleistungsstörungen innerhalb einer bestimmten Region wie z. B. Niedersachsen/Bremen entwickelt sich auf dem Wege, daß erfahrene Gutachter ihr Wissen an andere Gutachter weitergeben, daß Gerichte mit eingreifen bzw. korrigieren. Die im vorliegenden Buch getroffenen Einschätzungen des Invaliditätsgrades entsprechen überwiegend den Einschätzungen, wie sie in der hiesigen Region auch von anderen erfahrenen, anerkannten Gutachtern getroffen werden.

Zum Aufbau des Buches: Zunächst soll versucht werden, die geläufigen Kategorien leichte-mittelschwere – schwere Hirnleistungsstörungen den oben aufgeführten „Orientierungspunkten" wie z. B. einseitiger Funktionsverlust von Auge oder Ohr, einseitiger Verlust des Beines anzupassen. Es soll dann darauf eingegangen werden, inwieweit die herkömmliche psychiatrische und neurologische Befunderhebung zur Ermittlung des Invaliditätsgrades beiträgt und inwieweit vor allem im Grenzgebiet zwischen Neurologie und Testpsychologie neue Methoden verfügbar sind. Der Anspruch von Testpsychologen, Neuropsychologen auf einen prominenten Platz in der Begutachtung von Hirnleistungsstörungen wird kritisch überprüft. Unter „Zukunftsperspektiven" wird erörtert, wie sich die Zusammenarbeit zwischen gutachtenden Neurologen und Psychologen im Klinikbereich gestalten kann.

Der zweite Teil des Buches enthält Kurzfassungen hiesiger Gutachten, insbesondere aus dem letzten Jahr. Es werden „Standardfälle" der Invaliditätsgrade 10 - 100 % aufgeführt, weiter Hirnwerkzeugstörungen, „schwierige" bzw. seltene Syndrome. Dabei wird auch auf Fragen eingegangen, deren formale Lösung im vorliegenden Rahmen nicht angestrebt wird - insbesondere die Bildung der Gesamtinvalidität bei der Kombination von Hirnleistungsstörungen mit anderen neurologischen Störungen, die Ermittlung des Invaliditätsgrades nach unfallbedingter Hirnschädigung, sofern die Hirnleistung schon vorher reduziert war.

Eine Einschränkung vorweg: Ein Psychiater, der sich in der Lage sieht, die zwingende Notwendigkeit einer endogen anmutenden Psychose aus dem bisherigen Lebenslauf einschließlich ei-

nes Schädel-Hirn-Traumas abzuleiten, sollte dieses Buch nicht lesen. Auch ein Neurologe, der Psychiatrie, Psychopathologie für im Grunde überflüssige Disziplinen hält, wird nur wenig profitieren können. Das Gleiche gilt für den Psychologen, der nur solche Untersuchungsverfahren anerkennt, die nach geläufigen Kriterien von Testtheorie, Testkonstruktion entwickelt worden sind - nach solchen Kriterien müßte ein Großteil der medizinischen Diagnostik (einschließlich Auskultation, Röntgen, Herzkatheter) zunächst einmal abgeschafft werden. Durch ihre Ausbildung hermetisch abgeriegelte Fachvertreter sind nicht als Gutachter geeignet.

Welche Anforderungen sind an die Ausbildung des Gutachters zu stellen? Wünschenswert ist sowohl eine neurologische als auch eine psychiatrische Facharztausbildung. Die neurologische Facharztausbildung ist unerläßlich. Auf eine vollständige psychiatrische Ausbildung kann im Einzelfall verzichtet werden, wenn (vorzugsweise im Klinikbereich) ein psychiatrischer Kollege schnell heranzuziehen ist. Es sollten einige psychologische Tests verfügbar und geläufig sein, die zumindest auf einen großen Teil der anfallenden Hirnleistungsstörungen zugeschnitten sind. Es geht nicht an, einen psychologischen Zusatzgutachter zu beauftragen, dessen Verfahren dem Auftraggeber gar nicht bekannt sind. Nicht geläufige Raritäten sind als solche zu erkennen - es sollte auch geläufig sein, welche anderen Gutachter mit entsprechenden Raritäten vertraut sind, damit auf diese verwiesen werden kann. Andererseits kann nicht vorausgesetzt werden, daß über Raritäten schreibende Neuropsychologen bzw. Neurologen diese jemals gesehen haben - im deutschsprachig-neuropsychologischen Bereich existiert die Unsitte, daß sich etablierte Autoren zu Störungen äußern, die sie nur aus der Literatur kennen. Anzustreben ist auch eine gewisse statistische Grundausbildung mit Kenntnis der Voraussetzungen von parametrischen Verfahren (die in der medizinischen Praxis nur im Ausnahmefall gegeben sind) sowie einfacher nicht-parametrischer Verfahren. Mit der Kenntnis einfacher nicht-parametrischer Verfahren ist es z. B. möglich, die Gültigkeit („Validität") neuer bzw. selbst entwickelter Tests zu überprüfen. Wichtig ist die Fähigkeit zur selbständigen Beurteilung von Computertomogrammen, Kernspintomogrammen des Schädels bzw. rasche Verfügbarkeit eines entsprechenden Sachverständigen. Von radiologischer Seite getroffene anatomische Zuordnungen sind zu überprüfen - z.B. anhand des Standardwerkes von Kretschmann und Weinrich (59). Es sollten auch gewisse Grundkenntnisse der inneren Medizin, der Medizin des Bewegungsapparates (Chirurgie, Orthopädie), der Augenheilkunde und HNO-Heilkunde verfügbar bzw. rasch abrufbar sein, weil sonst die Zuordnung zu den oben aufgeführten „Orientierungspunkten" nicht gelingt. Anzustreben ist ein gewisses Maß von Standardisierung und Tempo der Untersuchung. Im Regelfall ist eine Untersuchungsdauer einschließlich psychologischer Tests oberhalb $2^{1}/_{2}$ Stunden abzulehnen, weil sonst Faktoren wie Ermüdung, Verdruß des Betroffenen eine unkalkulierbare Rolle spielen. Natürlich kommen im Klinikrahmen auch längere Untersuchungszeiten in Frage - entsprechend wird der Untersucher im Vorteil sein, der sich in der Klinik zeitaufwendige Erprobungen leisten konnte, von diesen Erfahrungen ausgehend eine zeitsparende Untersuchungsweise entwickeln konnte.

Anmerkung: Zum Begriff der „Hirnleistungsstörungen". Er taucht in geläufigen Gutachtenbüchern auf, wird deshalb übernommen. Geläufig ist daneben der Begriff der durch Hirnschäden verursachten „Wesensänderung". Die Übergänge sind fließend. Wenn z.B. Einbußen hinsichtlich Urteilsvermögen, Takt, des Verständnisses für einen guten Witz vorliegen, kann dies sowohl einer Hirnleistungsstörung als auch einer Wesensänderung zugeschlagen werden. In der Gutachtenpraxis werden Leistungsstörung, Wesensänderung in der Regel nebeneinander aufgeführt, bewertet, gelegentlich unter Oberbegriffen wie „hirnorganisches Psychosyndrom". Kopfschmerzen, Schwindelzustände, subjektiv erlebte Einbußen ohne befundmäßiges Korrelat werden in der Regel als leichte Leistungsstörungen (eventuell unter dem Begriff „pseudoneurasthenes Syndrom") aufgeführt. Im Folgenden werden zunächst Wesensänderungen unter den Leistungsstörungen subsumiert, auf dieses terminologische Problem wird noch einmal in der „Schlußbemerkung" eingegangen.

2. Einteilung von Schweregraden der Invalidität, Zuordnung zu Berufs- und Erwerbsunfähigkeit

Es gibt keine allgemeinverbindliche Definition von „Invalidität". Die folgenden Ausführungen beziehen sich ausschließlich auf Deutschland. Auszugehen ist zunächst von der im Rahmen der gesetzlichen Unfallversicherung ermittelten Invalidität = Minderung der Erwerbsfähigkeit (MdE). Hierzu liegen besonders reichhaltige Erfahrungen vor. MdE der gesetzlichen Unfallversicherung , Invalidität der privaten Unfallversicherung fallen für den Bereich der Hirnleistungsstörungen zusammen - es entfällt ja die spezifische Anforderung der privaten Unfallversicherung, Invaliditätsgrade an einer Gliedertaxe auszurichten. Vermutlich werden Formulierungen wie z. B. 1/3 des Hirnwertes als unpassend empfunden. Langfristig werden MdE und Behinderungsgrad (GdB) im Versorgungswesen vermutlich zusammenfallen - entsprechende Tendenzen sind deutlich, gelegentlich wurde schon früher im Versorgungswesen der Begriff MdE statt GdB eingesetzt. Die früher geläufige Höherbewertung des Behinderungsgrades im Versorgungswesen gegenüber der MdE durch Arbeitsunfall resultierte aus den Maßstäben der Kriegsopferversorgung. Kriegsverletzungen sollten höher bewertet werden als Arbeitsunfälle, weil sie unter Einsatz des Lebens für das Vaterland entstanden waren. Diese Differenzierung war von jeher problematisch, da bestimmte gefährliche Tätigkeiten des Arbeitslebens einen hohen Wert für die Allgemeinheit haben, ein entsprechender Wert z. B. hinsichtlich militärischer Aktivitäten im zweiten Weltkrieg umstritten ist. Dieser Punkt soll hier nicht im Einzelnen erörtert werden. Die Ermittlung von Behinderungsgraden erfolgt heute in der Regel nicht mehr für Soldaten, sondern für Zivilisten - insofern steht einer Angleichung von MdE und GdB nichts mehr im Wege.

Es bietet sich an, das aus der Ermittlung der MdE resultierende Invaliditätsmaß auf den Bereich der gesetzlichen Rentenversicherung (LVA, BfA) zu übertragen. Nach dem Sozialgesetzbuch lautet die Definition der Berufsunfähigkeit: „Berufsunfähig sind Versicherte, deren Erwerbsfähigkeit wegen Krankheit oder Behinderung auf weniger als die Hälfte derjenigen von körperlich, geistig und seelisch gesunden Versicherten mit ähnlicher Ausbildung und gleichwertigen Kenntnissen und Fähigkeiten gesunken ist." Hieraus wäre eventuell die Forderung abzuleiten, daß jeder als berufsunfähig eingestuft wird, dem eine MdE ab 50 % zusteht. Sie wird sich kaum durchsetzen lassen. Vermutlich reicht das verfügbare Geld nicht aus, um Berufsunfähigkeitsrenten an alle Versicherten mit einer Invalidität ab 50 % zu zahlen. Die Festlegung von Invaliditätsmaßen ist im Rahmen der Ermittlung von Berufsunfähigkeit oder Erwerbsunfähigkeit unterblieben, um flexible Regelungen zu ermöglichen , die der aktuellen finanziellen Situation der Rentenversicherungsträger entsprechen. Dies ist von medizinischer Seite zu respektieren - andererseits dürfte die Feststellung zutreffen, daß ab einer Invalidität von 50 % eine erhebliche Gefährdung der Erwerbsfähigkeit vorliegt.

In üblichen Gutachtentabellen werden gesundheitliche Störungen oft in die Kategorien leicht, mittelschwer, schwer unterteilt - dies trifft auch auf die Hirnleistungsstörungen zu. Es bietet sich an, den Sprachgebrauch für verschiedene Fachdisziplinen so zu vereinheitlichen, daß alle leichten, mittelschweren, schweren Störungen den gleichen MdE-Bereichen zugeordnet werden. Nach Befragung von Ärzten, Patienten, Angehörigen verschiedener Berufsgruppen (insbesondere handwerklich tätigen) erscheint es plausibel, daß der Bereich leichter Störungen von 0 bis 25 % - also bis einseitiger Blindheit, Verlust des Daumens mit Mittelhandknochen - reicht. Es bietet sich an, solche Störungen als schwer einzuordnen, die eine Berufstätigkeit nur bei überdurchschnittlicher Motivation, Unterstützung von außen zulassen. Dies trifft z. B. auf Personen mit vollständigem Verlust eines Armes oder Beines, doppelseitiger Taubheit zu. Die üblicherweise diesen Störungen zugeordneten MdE-Grade liegen in der Größenordnung 70 – 80 %. Die meisten der von mir befragten Laien meinten, für einen Rechtshänder sei der Verlust des linken Armes durchaus bis zum Ende des regulären Arbeitslebens zu verkraften, der Verlust des rechten Armes aber nur unter besonders günstigen Umständen. In der nervenärztlich-gutachterlichen Praxis trifft man gelegentlich auf einseitig Arm- oder Beinamputierte, die im Alter zwischen 45 und 55 Jahren einen Antrag auf Erwerbsunfähigkeitsrente stellen, nach Ablehnung des Antrages (auf der Grundlage eines chirurgischen oder orthopädischen Gutachtens) hausärztliche Bescheinigungen präsentieren, nach welchen zusätzliche depressive, radikuläre Störungen, Phantombeschwerden oder andere ins neurologisch-psychiatrische Gebiet fallende Komplikationen vorliegen. In der Regel führt dann der Weg in die Erwerbsunfähigkeitsrente – ob nun im Widerspruchsverfahren nach nervenärztlichem Gutachten oder erst im Verfahren vor dem Sozialgericht. Entsprechend erscheint es zweckmäßig, den MdE-Bereich ab etwa 75 % den schweren Störungen zuzuordnen. Schwere Störungen sind demnach solche, die bei entsprechendem Antrag (bzw. aus welchen Gründen auch immer erschöpfter Arbeitsmotivation) in der Erwerbsunfähigkeitsrente einmünden.

In manchen Gutachten wird davon abgesehen, daß bei einem Antrag auf Erwerbsunfähigkeitsrente in der Regel keine Arbeitsmotivation mehr gegeben ist. In solchen Gutachten wird eventuell darauf eingegangen, welches Rehabilitationspotential noch theoretisch vorliegt, wie dieses unter günstigen Umständen zu nutzen ist. Gefördert wird diese Sichtweise durch Beispiele der Gutachtenliteratur, wonach dieser oder jener schwer beeinträchtigte, hochmotivierte Patient (der gar keinen Rentenantrag gestellt hat) bei Unterstützung durch den Arbeitgeber noch diese oder jene Tätigkeit ausführen konnte. Bei der Kombination von MdE ab 75 %, mangelnder Motivation bzw. Situation des Rentenantrages ist

ein Rehabilitationspotential nicht mehr gegeben. Auf gutachterliche Erörterungen zu fiktiven Potentialen bei erschöpfter Motivation trifft der Satz von Gruhle (38) zu: „Ein allgemein wohlwollendes Gerede führt nicht weiter." Die Mehrzahl der Patienten mit Hirnleistungsstörungen des Invaliditätsgrades 75 bis 100 % befindet sich nicht mehr im Berufsleben bzw. ist berentet. Die Differenzierung dieser Invaliditätsgrade ist oft schwierig, da ein wesentliches externes Kriterium – nämlich die Berufsbewährung – entfällt.

Der MdE-Bereich ab 75 % ist also einer aufgehobenen Erwerbsfähigkeit bei Verlust an Arbeitsmotivation, der MdE-Bereich 50–75 % einer erheblich gefährdeten Erwerbsfähigkeit zuzuordnen. Zu den darunter liegenden MdE-Bereichen ist festzustellen: Schon ein einseitiger Tauber (MdE = 15 %) kann seine Berufstätigkeit nur mit einem erheblich größeren Maß an Anstrengung ausüben als vor dem Verlust des linken bzw. rechten Gehörs. Eine Unfallrente wird aber erst ab einer MdE von 20 % zugestanden, entsprechend erlebt man immer wieder rechtschaffene Verletzte, die mit Erbitterung darum kämpfen, daß ihre MdE von zugestandenen 15 % auf 20 % angehoben bzw. ihr Unfallschaden geldlich vergütet wird. In der Regel werden leichte Störungen (also bis zu einem MdE-Grad 25 %) von durchschnittlich belastbaren Persönlichkeiten ausgeglichen, bei erheblich störbaren, vermindert belastbaren Persönlichkeiten können aber schon im Bereich der MdE 15 – 25 % glaubhafte, langdauernde Erschöpfungszustände auftreten, die zu einem vorzeitigen Ausscheiden aus dem Arbeitsleben führen.

Natürlich nimmt das zur Bewältigung des Berufes nötige Maß an Anstrengung mit steigendem MdE-Grad zu. Der Verlust eines Unterschenkels mit zugehörigem Fuß (MdE = 50 %) ist auch bei günstiger prothetischer Versorgung mit einer erheblichen Dauerbelastung verbunden, so daß bei primär belastbaren Persönlichkeiten gewichtige psychische Reaktionen, eine erhebliche Gefährdung der Erwerbsfähigkeit resultieren können, sobald ungünstige äußere Faktoren (wie z. B. Verlust des Arbeitsplatzes, eines Angehörigen) hinzukommen. Im Laufe der Jahre wird ein für die BfA oder LVA als Nervenarzt tätiger Gutachter Erfahrungen hinsichtlich (primär nicht ins nervenärztliche Gebiet fallender) Körperschäden gewinnen, die ihm erleichtern, die Analogie zum Schweregrad der Hirnleistungsstörungen herzustellen. Daß diese Analogiebildung nur „einfühlend, verstehend", nicht direktmessend erfolgen kann, ist schon im ersten Kapitel festgestellt worden.

Zusammenfassend wird also vorgeschlagen, den MdE-Bereich 0 – 25 % als leicht, den MdE-Bereich 25 – 75 % als mittelschwer, den MdE-Bereich 75 – 100 % als schwer zu verbalisieren. Natürlich sind auch andere Einteilungen, Verbalisierungen möglich. Nahe liegt z. B. eine 5er-Einteilung folgender Art: 0 – 20 % = leicht, 20 – 40 % = leicht bis mittelschwer, 40 – 60 % = mittelschwer, 60 – 80 % = mittelschwer bis schwer, 80 – 100 % = schwer. Fest zu halten ist das Ziel solcher Einteilungen, Verbalisierungen: Eine für alle Disziplinen der Medizin verbindliche Ordnung zu erreichen und zu verhindern, daß (wie in der Vergangenheit erfolgt) vom eigenen Gebiet begeisterte „Neueinsteiger" den an Null angrenzenden Bereich ausklammern.

Wie kann nun der nervenärztliche Gutachter die Hirnleistungsstörungen erfassen, verstehen? Dies gelingt überwiegend durch Erhebung der Anamnese, des psychopathologischen Befundes, hiervon handelt das nächste Kapitel.

3. Erhebung von Anamnese und psychopathologischem Befund

Vorbemerkung: Die im Folgenden wie auch in den restlichen Kapiteln enthaltenen Literaturangaben beziehen sich durchweg auf die mir bekannte Auflage eines Buches – im Einzelfall mag es zweckmäßig sein, zusätzlich neuere Auflagen zu berücksichtigen.

Erhebung der Anamnese und des psychopathologischen Befundes sind zentraler Teil der Begutachtung von Hirnleistungsstörungen. Sie erfolgen nach allgemein gültigen Regeln neurologisch-psychiatrischer Begutachtung, wie sie Gruhle (38) formuliert hat. Zusätzlich sind für das Gebiet der Hirnleistungsstörungen einige Besonderheiten zu berücksichtigen. Wenn für eine gesetzliche oder private Unfallversicherung der Invaliditätsgrad zu bestimmen ist, müssen die aktuell ermittelten Leistungen zu den geschätzten individuellen Leistungen vor dem Unfall in Beziehung gesetzt werden. Soll für das Versorgungsamt ein Behinderungsgrad bestimmt werden, genügt im Wesentlichen die Ermittlung der aktuellen Leistungen – wurde z. B. eine primär schwachsinnige Person vom Unfall betroffen, geht der primäre Schwachsinn in den Behinderungsgrad mit ein. Entsprechend ist im ersten Fall ein weit größerer anamnestischer Aufwand zu betreiben als im zweiten. Im ersten Fall ist der familiäre Hintergrund einschließlich Schulabschluß, Begabungsschwerpunkten, beruflichem Status von Eltern und Geschwistern zu ermitteln. Es ist dann nach mitgeteilten Auffälligkeiten der Entbindung, psychomotorischen Entwicklung, nach der schulischen und beruflichen Entwicklung, Begabungs- und Interessenschwerpunkten, Hobbys zu fragen. Nach Möglichkeit sind Schulabschlußzensuren in den Kernfächern, in Musik, Kunst und in Sport zu ermitteln. Die Dauer einer eventuell mit dem Unfall zusammenhängenden Erinnerungslücke, ihrer eventuellen Beeinflussung durch Operationen, hiermit verbundenen Narkosen, Schmerz- und Beruhigungsmitteln ist zu erfragen. Der Betroffene sollte selber einschätzen, inwieweit Motorik, Wahrnehmung, Tempo, Lern- und Behaltensfähigkeit, Sprache, Denkablauf, Konzentrationsfähigkeit und Ausdauer beeinträchtigt sind. Es ist zu ermitteln, inwieweit aktuelle Beeinträchtigungen vielleicht schon vor dem Unfall bestanden. Es ist zu fragen, inwieweit sich soziale Aktivitäten, Kontaktfähigkeit verändert haben. Natürlich sind fremdanamnestische Angaben – z. B. von Eltern, Geschwistern, Bezugspersonen – eine wesentliche Hilfe, gelegentlich auch telefonisch einzuholen.

Regelmäßig ist nach Lern- und Behaltensstörungen zu fragen, wie diese gegebenenfalls ausgeglichen werden (z. B. durch Anlegen von Notizen vor einem Einkauf). Es ist auch zu fragen, wie der Patient im Straßenverkehr mit überraschenden Situationen, im Gespräch mit mehreren Teilnehmern zurecht kommt. Fehlleistungen sind zu konkretisieren, an Beispielen darzustellen.

Zwischen den gezielten Fragen ist dem Untersuchten immer wieder ein gewisser Freiraum einzuräumen, in welchem er seine eigenen Gedanken, Überlegungen, Assoziationen vermitteln kann. Hieraus sind Rückschlüsse hinsichtlich Antrieb, Spontaneität, Einfallsreichtum zu ziehen.

Es ist an die Möglichkeit zu denken, daß sich der Unfall im Rahmen einer psychiatrischen Störung, z. B. einer Manie mit resultierender Impulsivität, „Unvorsichtigkeit" abgewickelt hat. Nach dem Unfall registrierte manische Symptome können nicht ohne weiteres auf die Hirnverletzung zurückgeführt werden, sind erst einmal mit der eventuell vorbestehenden Manie in Zusammenhang zu bringen. Bei jedem psychiatrischen Symptom, das nicht nur von hirnorganischen Störungen her geläufig ist, muß nach primären psychischen Störungen gesucht werden. Diese Regel wird gelegentlich sowohl von „reinen" Neurologen als auch „reinen" Psychiatern verletzt – in beiden Berufsgruppen gibt es Gutachter, die dazu neigen, jegliche psychiatrische Auffälligkeit nach einem Schädel-Hirn-Trauma kurzschlüssig auf das Trauma zurückzuführen.

Beispiel 1:

Ein 17jähriger landet mit einer schweren depressiven Störung in einem psychiatrischen Universitätskrankenhaus, wird von dort nach einigen Monaten als zunächst geheilt entlassen. Einige Jahre später erleidet er ein schweren Schädel-Hirn-Trauma, wird zunächst neurochirurgisch, dann in einer neurologischen Rehabilitationsklinik behandelt. Mehrere Monate nach den Trauma entwickelt sich in der Rehabilitationsklinik eine Depression, die innerhalb einiger Monate abklingt. In den folgenden Jahren kommt es immer wieder zu über Wochen bis Monate anhaltenden Depressionen, zwischendurch auch zu manischen Symptomen. Die Behandlung erfolgt ambulant in einer überwiegend psychiatrisch orientierten Nervenarztpraxis, gelegentlich auch stationär in der genannten neurologischen Rehabilitationsklinik, später dann in einer gemischt neurologisch-psychiatrischen Klinikabteilung. Die Diagnose einer Zyklothymie wird nie gestellt. Die Behandlung erfolgt bedarfsweise mit Antidepressiva, Neuroleptika. Begutachtungen für die Berufsgenossenschaft erfolgen seitens der Rehabilitationsklinik, des erstbehandelnden Neurochirurgen – jeweils mit dem Resultat, daß sämtliche psychischen Störungen auf den Unfall zurückgeführt werden. Die Möglichkeit einer Phasenprophylaxe wird nicht diskutiert. Es wird dann ein sowohl neurologisch als auch psychiatrisch erfahrener Gutachter herangezogen, der in der unmittelbaren Befragung des Untersuchten die mit 17 Jahren erlittene depressive Krankheit einschließlich ihrer stationären Behandlung ermittelt und die alte Krankenhausakte besorgt. Dieser Gutachter vertritt die Ansicht, daß die depressiven Störungen auf dem Boden einer Zyklothymie,

also einer unfallunabhängigen Krankheit entstanden sind. Ich hatte zu den verschiedenen Beurteilungen als Gutachter für die Berufsgenossenschaften nach Aktenlage Stellung zu nehmen, schloß mich der Ansicht des letztgenannten Gutachters an. In ähnlich gelagerten Fällen hat man oft den Eindruck, daß eine Disposition zu kurzschlüssigen Erklärungen und persönliche Bequemlichkeit zusammenwirken – natürlich ist es mühsam, nicht gleich einen Zusammenhang zwischen Trauma und psychiatrischen Symptomen herzustellen, statt dessen frühere psychiatrische Symptome abzufragen und alte Krankenhausakten zu besorgen. Andererseits wäre im vorliegenden Fall Ermittlung der alten depressiven Erkrankung eventuell entbehrlich gewesen, wenn das Gutachten für ein Versorgungsamt zu erstatten gewesen wäre. Es hätte dann genügt, den aus Zyklothymie und Hirnschaden resultierenden Behinderungsgrad von deren aktuellen Auswirkungen und aktuellen Prognose her einzuschätzen.

Beispiel 2:

In den 80er Jahren sollte ich eiligst für eine Berufsgenossenschaft anhand einer vom Boten hereingereichten Akte dazu Stellung nehmen, inwieweit die soeben erfolgte Einweisung in eine psychiatrische Klinik mit einer 10 Jahre zurückliegenden Schädel-Hirn-Verletzung zusammenhing bzw. deren Kosten von der Berufsgenossenschaft zu übernehmen waren. Mehrere Monate nach dem Trauma war der Betroffene von dem auch psychiatrisch kompetenten Gutachter einer neurologischen Hochschulklinik untersucht, die MdE aufgrund leichter Hirnkontusionsfolgen, einer zusätzlichen Augenmuskelparese mit 25 % eingestuft worden. In dem Gutachten war auf gewichtige primäre psychiatrische Auffälligkeiten hingewiesen worden. Einige Monate nach der ersten Begutachtung verstärkten sich die Auffälligkeiten, es wurde eine zweite Begutachtung veranlaßt. Diese erfolgte durch einen intelligenten, fleißigen Neurologen, der in neurologischen Dingen urteilssicher war, andererseits psychiatrische Störungen in der Mehrzahl für Folge einer ungesunden Lebensführung oder einer übersehenen Hirnkrankheit hielt. Zudem verfügte er über ein ausgeprägtes, u. a. wissenschaftlich gespeistes Interesse, die Diagnose gerade von angesehenen Kollegen in Frage zu stellen. Er veranlaßte ein Pneumencephalogramm, welches eine mäßige Erweiterung der Hirnkammern ergab und schloß hieraus, daß die psychischen Auffälligkeiten zweifelsfrei Unfallfolge seien. Die MdE wurde entsprechend auf 50 % angehoben. Die psychischen Auffälligkeiten verdichteten sich zunehmend in Richtung einer schizophrenen Psychose. Von behandelnd-psychiatrischer Seite wurde an der Annahme eines postkontusionellen Psychosyndroms festgehalten – u. a. wohl im Hinblick auf den guten Ruf des neurologischen Gutachters. Die Krankheit verlief schubförmig, mit weiteren Schüben wurde die MdE sukzessive bis auf 100 % angehoben. Das Leben des Betroffenen geriet durch die Psychose zunehmend durcheinander, es kam zu Krankenhausaufenthalten in verschiedenen Regionen Deutschlands. Zeitweilig meinte der Betroffene, der Teufel stecke in ihm , er sei mit mehreren Köpfen ausgestattet, in denen verschiedene Geister steckten usw.. Den Sachbearbeitern der Berufsgenossenschaft war der Zusammenhang mit dem Schädel-Hirn-Trauma nicht mehr geheuer – von behandelnd-psychiatrischer Seite wurde aber immer noch an dem Zusammenhang zwischen Trauma und psychotischen Symptomen festgehalten. Andererseits waren die Klinikärzte wenig geneigt, den Anforderungen der Berufsgenossenschaften hinsichtlich der Abfassung von regelmäßigen Befundberichten nachzukommen. Es resultierten immer wieder Kollisionen, lästige Korrespondenzen. Ich schlug seinerzeit vor, es bei der MdE von 100 % zu belassen, um nicht weitere Komplikationen (einschließlich ihrer Folgen für den Betroffenen) herauf zu beschwören, andererseits ein Arrangement mit der Krankenkasse zu treffen, nach welchem die weitere Behandlung zu deren Lasten gehen solle.

Vorläufig ist daran festzuhalten, daß die einzige umfassend-verbindliche Statistik zum Thema Hirntrauma – Psychose keinerlei Anhalt für eine Häufung von Psychosen unter Hirntraumatikern geliefert hat (1). Zur Frage der Anerkennung

eines Zusammenhanges im Ausnahmefall sind die Ausführungen von Elsässer und Kolle (24, 58) zu beachten.

Aus der Anamneseerhebung läßt sich in der Regel ein einigermaßen vollständiger psychopathologischer Befund ableiten. Geschwindigkeit, Art der sprachlichen Reaktion liefern Hinweise auf Tempo und Genauigkeit der Auffassung, das Sprachverständnis. Vertiefende oder ablenkende Fragen erschließen die Fähigkeit zur Umstellung, eine eventuelle Neigung zum Haften, Perseverieren. Die sprachlichen Antworten sind auf Tempo, phonematische und grammatikalische Struktur zu überprüfen. Aus Untersuchungen Henzes (43) ist abzuleiten, daß eine signifikante Korrelation zwischen Sprechtempo und Einfallsreichtum vorliegt – der Einfallsreichtum kann zusätzlich geprüft werden, indem z. B. gefragt wird, wie der Untersuchte sich die Lösung dieser oder jener Probleme vorstellt, zur Formulierung von Alternativen aufgefordert wird usw.. Stimmung und Antriebslage erschließen sich bei gleichzeitiger Beobachtung von Mimik und Gestik.

Bei vielen Hirnkranken fällt eine gewisse Wortkargheit, ein Mangel an Spontaneität, Initiative auf, oft mit einem „stumpf", wenig moduliert anmutenden Affekt verbunden. Die Konstellation kann primäres Persönlichkeitsmerkmal sein, wird auch bei unzufrieden-verdrossen auf die eigene Lebenssituation reagierenden Menschen angetroffen, kann aber auch bei (z. B. frontal lokalisierten) Hirnkrankheiten vorkommen. Die Differenzierung ist oft unmöglich, insbesondere bei Ausländern mit eingeschränkter deutscher Sprachfertigkeit. Ich habe selber einige Fehlbeurteilungen zu verantworten, nach denen der Symptomenkomplex nicht mit ausreichender Wahrscheinlichkeit auf eine Hirnschädigung zurückzuführen war – Grundlage war im Einzelfall ein normales Computertomogramm. Später angefertigte Kernspintomogramme deckten einen frontobasalen Kontusionsherd auf, nach welchem die Wahrscheinlichkeit anders zu gewichten war: Daß nämlich der Mangel an Spontanität, Initiative, Sprachantrieb mit der frontobasalen Verletzung zusammenhing.

Rückschlüsse auf Denkablauf, Urteilsvermögen, Teilfaktoren der Intelligenz ergeben sich aus Fragen nach der Selbsteinschätzung hinsichtlich Verhalten, Leistungen vor und nach der Krankheit, hinsichtlich des Gewichtes der Beschwerden, der persönlichen Zukunft.

Vertiefende Fragen problematisierender, unterbrechender Art (der Untersucher habe dies oder jenes nicht ganz verstanden) gestatten Rückschlüsse hinsichtlich der Belastbarkeit, Störbarkeit, Toleranzbreite. Schwierig ist die inhaltliche Wertung der anamnestischen Angaben, sobald Übertreibung, Verdeutlichung, psychogene, tendenziöse Mechanismen ins Spiel kommen. Es ist dann oft unmöglich, den Kern einer eventuell vorliegenden Störung zu erfassen. Ich erinnere mich an den Fall einer über Jahre von mir betreuten Epileptikerin, die bei einem Anfall auf den Hinterkopf stürzte, zunächst nicht aus dem Anfall erwachte, intensivmedizinisch in einer neurologischen Klinik behandelt, dort auch mehrfach computertomographisch untersucht wurde. Angesehen von einer anfänglichen Hirnschwellung wurde nichts Wesentliches festgestellt. Bei der Patienten war ein chronischer Ehekonflikt bekannt, sie fühlte sich überfordert durch die Mitarbeit im Laden ihres Mannes, hatte sich hierzu schon vor dem Sturz oft in überzogen anmutender Form geäußert. Nach der Klinikentlassung berichtete sie über Störungen, daß sie diese oder jene Gegenstände nicht richtig erkenne, nicht richtig zuordne, dem Kunden nicht schnell genug heranreichen könne. Ich hielt diese Symptome für psychogen. Der überweisende Hausarzt wünschte ein zweites Urteil, schaltete einen „reinen" Neurologen ein, der zu meiner Verärgerung knapp formulierte, es handele sich um eindeutig hirnorganische Störungen. Die Patientin landete in einer Rehabilitationsklinik, dort wurde ein Kernspintomogramm veranlaßt, welches Substanzdefekte beidseits occipital ergab – danach war mit hinreichender Wahrscheinlichkeit von einer zumindest teilweisen Rindenblindheit auszugehen bzw. dem „reinen" Neurologen Recht zu geben.

Auf orientierende bzw. nicht-standardisierte Intelligenzprüfungen – wie sie z. B. Kloos in noch heute anregend-ausbaufähiger Weise vorgeschlagen hat (57) – wird meist verzichtet werden, sofern noch eine testpsychologische Untersuchung vorgesehen ist. Bei primär schwachen Schulleistungen, Angaben hinsichtlich einer Verschlechterung der Schulfertigkeiten können orientierend Rechnen und Diktatschreiben geprüft werden – z. B. die vier Grundrechenarten im Zahlenraum bis 20 bzw. 100, Reihenaufgaben wie z. B. 100-13-13 usw., das Schreiben von Sätzen mit Wörtern unterschiedlicher Länge wie z. B. „Wir verlieren nicht gern unsere Wertgegenstände". Natürlich ist von einer psychopathologischen Untersuchung auch zu erwarten, daß bestimmte Hirnwerkzeugstörungen wie z. B. Aphasie, Demenz erfaßt und entsprechende Zusatzuntersuchungen (siehe Kapitel 5) eingeleitet werden.

Mit der Erhebung von Anamnese und psychopathologischem Befund ist die Mehrzahl von Hirnleistungsstörungen schon näherungsweise einzuschätzen. Diese Schätzung ist abzusichern bzw. zu ergänzen durch neurologischen Status, EEG, radiologische Befunde, Akte, eventuell auch testpsychologische Zusatzuntersuchungen.

Über welchen psychiatrischen Kenntnisstand sollte ein nervenärztlicher Gutachter verfügen? Sinnvoll ist Kenntnis der klassischen psychopathologischen Werke aus der Heidelberger Schule (48, 92) sowie eines umfassend-aktuellen Buches, das auf Grundlagen, Diagnose und Therapie eingeht. Ich bevorzuge das von Kaplan begründete, fortgesetzt in neuer Auflage zusammen mit Sadock herausgegebene Werk. Es ist kürzlich in neuester Auflage erschienen, wird nach dem Ausscheiden Kaplans von B. J. Sadock und V. A. Sadock herausgegeben, hat seinen hohen Standard gehalten (90). Es gibt mehrere Bücher, die sich auf die Erhebung eines psychiatrischen Status beschränken, zu erwähnen ist u. a. die Monographie von Kind aus der Universitätspoliklinik Zürich (56).

Eine Fülle von Anregungen enthalten die psychopathologischen Arbeiten von Wieck, z. T. zusammengefaßt in seinem Lehrbuch der Psychiatrie (116). Sinnvoll ist eine entsprechende Lektüre aber nur, wenn man sich etwas genauer mit der Person, dem Werk von Wieck befaßt hat. Er war ein Mann von unerschöpflichem Einfallsreichtum, der bedeutende Arbeiten in vielen Bereichen der Neurologie (einschließlich Krankheiten der peripheren Nerven) und Psychiatrie geschrieben hat. Er wollte sowohl die Neurologie als auch Psychiatrie weiterbringen, suchte immer wieder nach neuen Verfahren, neuen Einsichten. Natürlich liegen Wissenschaftler dieser Art auch manchmal „daneben". Leider hat sich niemand die Mühe gemacht, aus den Arbeiten von Wieck die Konzepte herauszusortieren, die sich bewährt haben und eventuell auch noch für die Zukunft auszubauen sind - statt dessen wurde es Mode, seine Arbeiten wie auch die Tests des von ihm begründeten psychologischen Arbeitskreises als provinziell, unergiebig abzuqualifizieren bzw. zu ignorieren.

Bay hat 1941 eine Monographie über die Untersuchung und Bewertung von Hirnverletzungen geschrieben. Sie basiert auf Beobachtungen im stationären Rahmen, ist trotzdem auch heute noch für den ambulant tätigen Gutachter lesenswert, insbesondere hinsichtlich der Erhebung des psychopathologischen Status, der psychogenen Ausgestaltung von primär organischen Störungen (4).

4. Neurologischer Status

Vorbemerkung: Die Ausführungen in den folgenden Kapiteln gehen von Rechtshändigkeit, Sprachdominanz der linken Hemisphäre aus, siehe hierzu auch letztes Kapitel.

Kenntnis der konventionellen Erhebung des neurologischen Status wird vorausgesetzt. Gelegentlich haben Psychologen, „reine" Psychiater zu Problemen Stellung zu nehmen, die möglicherweise einen hirnorganischen Aspekt haben. Sie sollten in solchen Fällen grundsätzlich einen neurologischen Status erheben, der die Prüfung von Wahrnehmung und Motorik enthält - ein solcher Status ist mühelos in kurzer Zeit auch vom Psychologen zu erlernen (insbesondere wenn er eine gute allgemeinpsychologische Ausbildung im Bereich der Wahrnehmung erhalten hat). Auszuschließen sind grobe Beeinträchtigungen von Sehschärfe, Blickmotilität (u. a. durch Frage nach Doppelbildern), Gesichtsfeld (fingerperimetrisch), Gehör, Geruchssinn - im Extremitätenbereich von grober Kraft, Zielsicherheit, Schnelligkeit und (u. a. durch Tonusprüfung) Fluß der Bewegungen. Andernfalls müssen Psychologe, Psychiater damit rechnen, daß sie Fehlurteile abliefern.

Beispiele: Kürzlich war ich innerhalb einer Woche als Gutachter mit zwei stationär in der gleichen psychiatrischen Institution untersuchten bzw. behandelten Fällen konfrontiert. Im ersten Fall handelte es sich um eine Patientin im Alter zwischen 30 und 40 Jahren, die an einer schweren extrapyramidalen Störung mit erheblichem Rigor, reduziertem Bewegungsfluß der Extremitäten erkrankt war, nur noch mühsam Fuß vor Fuß setzte, in ihren täglichen Verrichtungen innerhalb und außerhalb des Hauses auf Hilfe, Begleitung angewiesen war. Der Brief aus der psychiatrischen Klinik war von einem Psychologen und einem psychiatrischen Oberarzt unterschrieben. Es war die Diagnose einer schweren Angst- und Konversionsneurose gestellt worden. Als neurologische Diagnosen wurden u. a. irrelevante Veränderungen des Wirbelkanals aufgeführt. Eine hirnorganische Komponente des Beschwerdebildes war nicht im Blickfeld gewesen - vermutlich wegen einer abgelaufenen radiologischen Zusatzdiagnostik ohne Nachweis von krankhaften Veränderungen im Gehirn. Es ist geläufig, daß extrapyramidale Störungen der vorliegenden Art bzw. „Dystonien" oft über Jahre nicht durch Zusatzuntersuchungen zu objektivieren sind - andererseits ist an ihrer hirnorganischen Grundlage kein vernünftiger Zweifel möglich. Ein Rigor der vorliegenden Art ist nicht psychogen, tendenziös herzustellen. Natürlich haben solche Patienten Angst vor ihrer Zukunft, vor einer weiteren Einschränkung des Bewegungsraumes - eine solche reale Angst darf nicht mit einer Angstneurose verwechselt werden. Ich hatte gutachterlich für das Versorgungsamt den Behinderungsgrad einzuschätzen, kam zu einer Einstufung in Höhe von 90 % - zuvor war der Behinderungsgrad aufgrund gewichtiger psychiatrischer Störungen mit 60 % festgesetzt worden.

Einige Stunden nach dem Diktat des Gutachtens sah ich in der gleichen Institution einen Mann im Alter zwischen 35 und 40 Jahren, dessen Untersuchung auf Vermittlung von gemeinsamen Bekannten zustande kam, nachdem diese Zweifel an dem Sinn seiner „Festsetzung" geäußert hatten. Er war mehrfach durch Verkehrsdelikte, Schlägereien, überwiegend unter Alkoholeinfluß straffällig geworden, nach einer Kirmesschlägerei in alkoholisierter Verfassung (ohne schwerwiegende Verletzung einer anderen Person) als Wiederholungstäter zu einer Haftstrafe verurteilt worden, von der er ein knappes Jahr abgesessen hatte. Nach seiner Mitteilung war von einer anderen psychiatrischen Institution ein

Gutachten erstattet worden, hierin sei er als „tickende Zeitbombe" charakterisiert worden. In dem Gutachten sei die Notwendigkeit einer stationären psychotherapeutischen Behandlung betont worden, deren Dauer von psychotherapeutischer Seite festzulegen sei. Mir lagen keine ärztlichen Berichte bzw. Gutachten vor. Der Patient war gemeinsam mit anderen Straftätern auf einer Station untergebracht, empfand sich dort als deplaciert. Andererseits konnte er sich zumindest vorläufig mit der Situation abfinden, da er begrenzten freien Ausgang hatte. Er nahm zweimal wöchentlich an einer Gruppentherapie über eineinhalb Stunden teil, der Beginn einer einzelpsychotherapeutischen Behandlung war für die nächsten Wochen in Aussicht gestellt. Als bedrückend empfand er die Aussicht, daß nach dem zuständigen Psychotherapeuten vor Ablauf von weiteren acht Monaten keinesfalls mit einer Entlassung zu rechnen war.

Anamnestisch war zu erfahren, daß er aus geordneten bürgerlichen Verhältnissen ohne jegliche Auffälligkeiten in psychiatrischer oder sozialer Hinsicht stammte, seit früher Kindheit als „schwarzes Schaf" der Familie galt. Die Geburt sei nach Angaben der Mutter lang und schwer gewesen, im Kleinkindalter sei er einmal vom Wickeltisch gefallen, habe sich dabei einen Schädelbasisbruch zugezogen. Im Kindergarten sei er durch Aggressivität aufgefallen. In der Schule sei er bei im übrigen guten Leistungen sehr schlecht in Mathematik gewesen. Er sei in der Schule auch durch Aggressivität aufgefallen, deshalb in einem Internat untergebracht worden. Im Alter von 16 Jahren habe er einen schweren Unfall erlitten. Er sei mit einem „frisierten Moped" eine schmale Straße entlang gefahren, ein anderes Moped sei ihm mitten auf der Straße entgegen gekommen. Er habe das Tempo reduziert, der entgegenkommende Fahrer habe ihn offensichtlich nicht gesehen, sein Tempo nicht reduziert. Es sei zum Zusammenstoß gekommen, mit tödlichem Ausgang für den Unfallgegner. Er selber habe schwere Kopfverletzungen, einen Oberschenkeltrümmerbruch, mehrere Rippenbrüche erlitten, sei ein oder zwei Tage bewußtlos gewesen. Er habe in einem städtischen Krankenhaus gelegen, dort seien einige Computertomogramme des Schädels angefertigt worden, ohne krankhaften Befund. Die Rehabilitation habe Monate in Anspruch genommen, anschließend habe er noch den erweiterten Hauptschulabschluß erreicht. Sein Leben sei dann unruhig verlaufen. Eine kaufmännische Ausbildung habe er kurz vor der Abschlußprüfung abgebrochen. Er sei in wechselnden Berufen tätig gewesen, u. a. auf selbständiger Grundlage. Zeitweilig sei er untergetaucht, um dem Antritt einer fälligen Haftstrafe auszuweichen. In den letzten beiden Jahren sei er testpsychologisch untersucht worden, ihm sei eine weit überdurchschnittliche Intelligenz attestiert worden - dies sei als Argument für seine Schuldfähigkeit herangezogen worden.

Im Gespräch wirkte der Patient unauffällig, geordnet, recht gradlinig. Bei der Inspektion des Schädels fielen Narben über der linken mittleren und unteren Gesichtsregion, eine eingesunkene Augenhöhle links auf. Hierzu gab der Patient an, bei dem Unfall im Alter von 16 Jahren sei die Augenhöhle eingedrückt worden, ein Korrekturversuch in einer HNO-Klinik habe nur begrenzte Besserung gebracht. Er sei seit dem Unfall auf dem linken Auge blind, es sei von einer Sehnervenquetschung die Rede gewesen. Die Frage nach einer Riechstörung wurde zunächst verneint die Prüfung ergab dann aber ein vermindertes (nicht aufgehobenes) Riechempfinden links. Hierzu meinte der Patient, tatsächlich rieche er seit dem Unfall schlechter auf dem linken Nasenloch, er habe dies nicht für erwähnenswert gehalten. Anamnese sowie die Befundkombination von Enophthalmus, Blindheit und Hyposmie links legen von vornherein den Verdacht auf eine erlittene frontobasale Fraktur links nahe. Frontobasale Hirnkontusionsherde entziehen sich oft dem Nachweis durch Computertomogramm (siehe oben), zwingend erforderlich ist in entsprechenden Fällen ein Kernspin - wobei allerdings mehr als 20 Jahre nach dem Unfall durchaus ein negatives Ergebnis möglich ist. Die Situation des schwarzen Schafes, Teilleistungsschwäche in Mathematik, anamnestische Angaben hinsichtlich einer schweren, langen Geburt, eines Schädelbasisbruches im Kleinkindalter liefern zusätzlich Verdachtspunkte für eine schon vor dem Unfall bestehende Hirnleistungsstörung. Ich habe dem Untersuchten gutachterlich attestiert, daß von einer hirnorganischen Einschränkung der Verhaltenssteuerung auszugehen ist, die weder psychotherapeutisch noch durch Psychopharmaka zu beheben ist, daß statt dessen Faktoren auszuschalten sind, welche die Verhaltenssteuerung mindern (z. B. Alkoholkonsum) oder erhöhte Anforderungen an die Verhaltenssteuerung stellen (wie z. B. Besuch von Gaststätten, Kirmesfeiern). Inwieweit er dann von dem Gutachten Gebrauch gemacht hat, weiß ich nicht.

Die Bewertung von Hörstörungen, Sehstörungen, der Blickmotilität fällt ins HNO-Gebiet bzw. ins augenärztliche Gebiet, wobei nach meinem Eindruck - bezogen auf chirurgische Unfallschäden - die HNO-Schäden oft knapp, die augenärztlichen Schäden oft großzügig bemessen werden. Es stellt sich die Frage, inwieweit es sich bei zentralen Sehstörungen (insbesondere Gesichtsfeldeinschränkungen) nicht auch in gewissem Sinne um „Hirnleistungsstörungen" handelt. Diese Frage soll hier nicht grundlegend erörtert werden - es hat sich jedenfalls die Praxis eingebürgert, daß leicht zu ermittelnde Gesichtsfeldstörungen von augenärztlicher Seite bewertet werden. Demgegenüber werden bestimmte „höhere" visuelle Wahrnehmungsstörungen (siehe Kapitel 5 und 6) traditionell vom Nervenarzt bzw. Psychologen bewertet. Durch Großhirnschäden verursachte zentrale Hörstörungen werden vom HNO-Arzt meist nur begutachtet, wenn sie mit peripheren Hörstörungen verknüpft sind - entsprechend fällt die Bewertung der zentralen Hörstörungen auch ins nervenärztliche Gebiet, hierauf wird in Kapitel 5 eingegangen.

Anzumerken ist noch, daß vor der Etablierung des Dritten Reiches die gründliche Untersuchung von Sehen und Hören zum Ausbildungsprogramm der allgemeinen bzw. experimentellen Psychologie gehörte (siehe z. B. die damaligen Standardwerke der kollegial zusammenarbeitenden Jesuiten Fröbes und Lindworsky 28, 66). In den letzten Jahren hat der Arbeitskreis um v. Cramon und Zihl diese Tradition wieder aufgenommen bzw. Vorschläge zur Untersuchung insbesondere des Sehens im neuropsychologischen Rahmen gemacht (119, 5).

Die Untersuchung und Bewertung von Riechstörungen wird oft dem HNO-Arzt, gelegentlich einem Hauptgutachter des chirurgischen oder orthopädischen Fachgebietes, oft auch dem Nervenarzt überlassen. Überfällig ist eine neue Bewertung der Riechstörungen. Es ist nicht einzusehen, warum der komplette Riechverlust mit 10-15 % bewertet wird. Viele Patienten gehen in der Praxis beim ersten Kontakt über einen Riechverlust hinweg - dieser wird dann eventuell zufällig später im Rahmen einer vollständigen Untersuchung festgestellt. Bei Riechstörungen im Rahmen von Schädelbasisverletzungen wird die assoziierte Einschränkung der Geschmacksempfindung oft zunächst als unangenehm registriert. Die Geschmacksempfindung wird dann in der Regel weitgehend wieder hergestellt (vermutlich durch Rezeptoren u. a. der Zungenschleimhaut) - zumindest gilt dies für nicht versicherte Fälle. Bei frischem Riechverlust mit assoziierter Geschmacksstörung sollte eine Invalidität von 10 % ausreichen, bei chronischem Riechverlust ist mit Anpassung, Gewöhnung, Wiederherstellung der Geschmacksfunktion zu rechnen, eine Invalidität von 5 % ausreichend. Dies darf nicht dazu führen, den diagnostischen Wert der Riechprüfung zu unterschätzen: Eine Einschränkung ist als Hinweis auf eine mögliche Schädigung von Nachbarstrukturen, also Schädelbasis, frontobasalen Hirnabschnitten zu werten (siehe das zweite Beispiel im vorigen Kapitel).

Bei Verdacht auf einen Hirnschaden ist der komplette neurologische Status einschließlich Spiegelung des Augenhintergrundes, Reflexprüfung, zumindest orientierender Suche nach Sensibilitätsstörungen, Pyramidenbahnzeichen zu erheben. Mitgeteilte Sensibilitätsstörungen werden in der Regel nur bei zugehörigen motorischen Störungen verwertbar sein. Die resultierenden Invaliditätsgrade sind im vorliegenden Rahmen nicht zu erörtern - Beispiele für eine kombinierte Bewertung von motorischen Störungen und Hirnleistungsstörungen sind in der

Fallsammlung enthalten. Festzuhalten ist, daß grundsätzlich keine Überlappung zwischen motorischen Störungen und Hirnleistungsstörungen anzunehmen ist – im Gegenteil ist davon auszugehen, daß motorische Störungen die Kompensation von Hirnleistungsstörungen erschweren und umgekehrt.

Es gibt eine Fülle von brauchbarer Literatur zum neurologischen Untersuchungsgang. Persönlich habe ich mich vorzugsweise der Bücher von Joschko und Scheid (50, 91) bedient. Hinzuweisen ist auch auf die schon erwähnte Monographie von Bay (4).

5. Untersuchung von Hirnwerkzeugstörungen

Begrifflich wird sowohl von „Hirnwerkzeugstörungen" als auch „neuropsychologischen" Störungen gesprochen. Damit ist auch die Vorentscheidung verbunden, inwieweit die Störungen von neurologisch-psychiatrischer oder psychologischer Seite zu untersuchen sind. „Hirnwerkzeugstörungen" werden dem Neurologen bzw. Psychiater überlassen, für „neuropsychologische" Störungen ist der Psychologe zuständig. An neurologischen Hochschulkliniken sind Psychologen eingestellt worden, welche Aphasien usw. untersuchen - mit dem Ergebnis, daß manche im Hochschulrahmen ausgebildete Neurologen nicht mehr in der Lage sind, eine Aphasie zu untersuchen. Im Klinikrahmen außerhalb der Hochschulen wird noch die Suche nach Hirnwerkzeugstörungen mit traditionellen Mitteln betrieben - oft mit einem schlechten Gewissen bzw. unter der Annahme, daß die Psychologen der Hochschulklinik über weit bessere Möglichkeiten verfügen.

Von psychologischer, z.T. auch linguistischer Seite sind umfangreiche Verfahren vorgestellt worden, die nicht im Zeitrahmen einer ambulant-gutachterlichen Untersuchung zu bewältigen sind (z.B. der Aachener Aphasietest, 132). Dabei ist nie an externen Daten wie z.B. Bewährung im Alltag, Beruf, bewiesen worden, daß diese aufwendigen Verfahren mehr zur Ermittlung des Invaliditätsgrades beitragen als kürzere Verfahren. Immer wieder wird argumentiert, das aufwendige Verfahren sei nach den üblichen Regeln der Testkonstruktion (64, 70, 110) „geeicht" worden. Bei der „Eichung" wird besonders großer Wert auf die Ermittlung der Reliabilität gelegt. Ein Wettbewerb mit anderen Verfahren wird nur zugelassen, sofern diese nach den gleichen Maßstäben „geeicht" sind. Damit wird im Grunde eine Forderung der Testtheorie verlassen, nach welcher das Verfahren anzuwenden ist, welches die höchste Gültigkeit, „Validität"

besitzt bzw. am höchsten mit einem externen Kriterium korreliert. Es liegt auf der Hand, daß die Überlegenheit der „elaborierten" Verfahren gegenüber vergleichsweise kurzen Verfahren erst dann akzeptiert werden kann, wenn ihre Überlegenheit in einer vergleichenden Validitätsprüfung nachgewiesen worden ist.

Mode ist es geworden, vergleichsweise kurze, unliebsame bzw. „unmoderne" Verfahren als „Screening-Verfahren" abzuwerten, in einen Zusammenhang mit tatsächlich minderwertigen Verfahren zu bringen - dann die Minderwertigkeit der Verfahren anhand von statistischen Untersuchungen zu belegen, die an den „guten" Verfahren von vornherein nicht durchgeführt werden. Insgesamt wird die Diskussion hinsichtlich der Erfassung von Hirnwerkzeugstörungen bzw. neuropsychologischer Störungen oft auf einem erschreckend niedrigen Niveau geführt, geprägt von vordergründigen berufspolitischen Interessen, der Aversion zwischen verschiedenen Kliniken, Schulen usw..

Zum zeitlichen Ablauf einer Untersuchung auf Hirnwerkzeugstörungen: Unter der Voraussetzung, daß eine testpsychologische Basisuntersuchung (welche in der Regel schon Teilaspekte von Hirnwerkzeugstörungen miterfaßt, siehe Kapitel 6) eine halbe Stunde dauert, bleibt für die separate Erfassung von Hirnwerkzeugstörungen maximal eine halbe Stunde. Dies entspricht der üblichen gutachterlichen Praxis, wird aber von in stationärem Rahmen tätigen Neurologen, Psychiatern, Psychologen nicht hingenommen werden. Wer höhere Zeitrahmen fordert, will im Grunde die Begutachtung von Hirnleistungsstörungen in den stationären Bereich verlagern. Eine solche Notwendigkeit läßt sich wissenschaftlich-empirisch nicht begründen, ist mit der finanziellen Situation der Auftraggeber nicht vereinbar, berufspolitischer Anspruchshaltung zuzuordnen.

Im folgenden werden einige Verfahren präsentiert, die sich mir bewährt haben. Die empirische Grundlage ist zugegebenermaßen z. T. recht dünn – ich kenne aber vorläufig keine Verfahren, für die eine breitere empirische Basis vorliegt. Die beliebten Korrelationen von Tests untereinander können nicht als Grundlage der Ermittlung von Invaliditätsgraden dienen – entscheidend bleibt die Ermittlung der Validität anhand von externen Daten (Bewährung in Alltag, Beruf). Der provisorische, auf persönlicher Erfahrung basierende Charakter der folgenden Ausführungen liegt auf der Hand.

5.1 Aphasien

Wesentlich ist die Beurteilung der Spontansprache. Der Patienten soll innerhalb ein bis zwei Minuten ein Bild beschreiben, eine aus Bildern abzuleitende Handlung „nacherzählen", Ereignisse der letzten Tage mitteilen o. ä.. Zu achten ist auf phonematische und verbale Paraphasien, auf Wortfindungsstörungen, Näherungsstrategien (um an das gesuchte Wort heranzukommen, ob sprachlich oder durch Gesten), Nützliche Hinweise zur Beschreibung der Spontansprache lieferte der Aachener Arbeitskreis um Huber, Poeck, Stachowiak (80, 46). Es sollte versucht werden, die Störung der Spontansprache den derzeit in Deutschland vorherrschenden Einteilungen der Wernicke-Tradition zuzuordnen (115, 61, 111). Dabei ist zu berücksichtigen, daß diese Einteilungen überwiegend aus der Untersuchung von Gefäßprozessen stammen und daß bei Traumen, Tumoren, Entzündungen, Degenerationsprozessen oft keine entsprechende Zuordnung möglich ist.

Vordringlich ist eine Zuordnung des Schweregrades. Eine schwere Störung der Spontansprache ist anzunehmen, wenn ein Sachverhalt vom Patienten nur mit großer Mühe erheblich verzögert mitzuteilen und vom Untersucher nur mit erheblicher Mühe zu erfassen ist. Die Invalidität liegt dann zwischen 75 und 100 %. Eine mittelschwere Störung liegt vor, wenn ein mittleres Maß an Anstrengung, Verzögerung hinsichtlich

Mitteilung und Verständnis aufgebracht werden müssen, wenn abstrakte bzw. komplexe Sachverhalte regelmäßig nur mit erheblicher Mühe, Verzögerung dargestellt werden. Eine leichte Störung ist entsprechend anzunehmen, wenn Mitteilung und Verständnis des Sachverhaltes ohne größere Mühe gelingen, die Darstellung komplex-abstrakter Sachverhalte nur leicht erschwert ist. Die Invalidität durch eine mittelschwere Störung wäre entsprechend dem anfangs dargestellten Konzept zwischen 25 und 75 %, durch leichte Störungen zwischen 0 und 25 % einzustufen.

Bei der Einteilung nach dem Wernicke-Schema überlappen quantitative und qualitative Merkmale der Sprachstörung. Eine voll ausgebildete globale Aphasie oder Wernicke-Aphasie ist stets mit 100 % einzustufen. Broca-Aphasien und amnestische Aphasien lassen sich nur selten allein nach der Spontansprache ihrem Schweregrad zuordnen. In der Regel ist bei diesen Aphasieformen die Invalidität nur durch zusätzliche Aphasieprüfungen (siehe unten) zu ermitteln. Das gleich gilt für seltene Aphasieformen wie z. B. die Leitungsaphasie sowie für unscharfe Syndrome.

Die Erfassung des Sprachverständnisses im Dialog ist schwierig, auch näherungsweise kaum zu standardisieren. Schwere Störungen des Sprachverständnisses dürften abgesehen von extrem seltenen Ausfällen immer mit schweren Störungen der Sprachproduktion, einer Invalidität von 100 % verknüpft sein.

Ein wichtiges Mittel zur Bewertung des Schweregrades von Aphasien ist der Token-Test (19). Es sind verkürzte Formen ausprobiert worden (u. a. 20, 76). Zweckmäßig erscheint eine Version, in welcher Aufgaben der ersten Reihe, fakultativ auch der dritten und fünften Reihe angeboten werden. Wenn der Patient die ersten drei der zehn Aufgaben der ersten Reihe nicht bewältigt, wird abgebrochen. In diesem Fall liegen durchweg zusätzlich schwere Störungen der Spontansprache vor, die Invalidität ist mit 100 % einzustufen. Wenn der Patient bei den ersten drei Aufgaben der dritten Reihe versagt, wird ebenfalls abgebrochen – in diesem Fall liegen durchgehend andere schwere aphasische Störungen vor, die Invalidität ist zwischen 75 und 100 % einzustufen. Die zehn Aufgaben der ersten bzw. dritten Reihe werden vollständig präsentiert, sofern von den ersten drei Aufgaben der ersten bzw. dritten Reihe mindestens eine Aufgabe richtig bewältigt wird. Wenn mehr als drei von zehn Aufgaben der ersten Reihe ungelöst bleiben, liegt eine Invalidität von mindestens 75 % vor. Wenn mehr als drei der zehn Aufgaben der dritten Reihe ungelöst bleiben, liegt eine Invalidität von mindestens 50 % vor. Die fünfte Reihe ist geeignet zur Abgrenzung von leichtgradig-aphasischen gegenüber nicht-aphasischen Patienten (96). Ab einer Fehlerzahl von sechs ist der Verdacht auf eine aphasische Störung gegeben, ab neun ist eine aphasische Störung mit hoher Wahrscheinlichkeit anzunehmen. Es versteht sich von selbst, daß alle diese Aussagen nur gelten, sofern keine schwerwiegenden Störungen von Bewußtseinsklarheit, visueller Wahrnehmung, zielgerichteter Motorik („Apraxie") vorliegen, welche außerhalb des sprachlichen Bereiches den Umgang mit dem Testmaterial erschweren.

Wenn nach Beurteilung der Spontansprache, zusätzlicher Durchführung der Kurzform des Token-Test eine Invalidität von 100 % anzunehmen ist, müssen nicht unbedingt weitere Aphasieprüfungen erfolgen. Diese sind andererseits zweckmäßig zur weiteren Absicherung, Bestätigung. Die zusätzlichen Prüfungen müssen erfolgen, wenn nach Auswertung von Spontansprache und Token-Test eine Invalidität unter 100 % resultiert.

Nachsprechmengen lassen sich mit vielen verschiedenen Verfahren einschließlich „digit-span" (siehe nächstes Kapitel) ermitteln. Am einfachsten ist die Präsentation von einsilbig-elementaren Worten (siehe b). Dem Patienten wird zunächst ein Wort vorgesprochen. Wenn er dieses Wort nicht einmal näherungsweise bzw. verständlich nachsprechen kann, wird ein anderes Wort vorgesprochen. Wenn er auch dieses nicht verständlich nachsprechen kann, wird abgebrochen. Es ist dann eine Nachsprechmenge 0 (Null) anzunehmen. Wenn er zumindest ein

Wort verständlich nachsprechen kann, werden zwei andere Worte vorgesprochen. Wenn er nicht beide zwei Worte vollständig nachsprechen kann, werden zwei andere Worte vorgesprochen. Bei zweimaligem Versagen wird abgebrochen, eine Nachsprechmenge 1 angenommen usw.. Die Prüfung wird also jeweils abgebrochen, sobald der Patient zweimal hintereinander auf einer Stufe versagt. Nachsprechmengen unterhalb 4 habe ich nur bei erwerbsunfähigen Patienten angetroffen – dabei ist offen zu lassen, ob die Erwerbsunfähigkeit aus der aphasischen Störung oder aus anderen kognitiven Störungen resultiert. Entsprechend ist mit hoher Wahrscheinlichkeit davon auszugehen, daß bei einer Nachsprechmenge unter vier eine Invalidität von mindestens 75 % gegeben ist. Eventuell ist diese Prüfung durch die im testpsychologischen Basissatz enthaltene Bestimmung der Nachsprechkapazität (siehe nächstes Kapitel) zu ersetzen.

Die „Wortflüssigkeit" läßt sich mit verschiedenen verbalen Assoziationsverfahren bzw. Kategorisierungsverfahren ermitteln (63, S. 544 – 548). Ende der 60er Jahre habe ich zusammen mit Sipos ein Assoziationsverfahren entwickelt (104). Der Patient soll auf ein genanntes Wort innerhalb einer Minute möglichst viele ihm hierzu einfallende nennen, dies wird an Beispielen erläutert. Er wird auch darauf hingewiesen, daß er nicht innerhalb einer Kategorie verbleiben darf – z. B. nicht beim Wort „Tisch" alle Farben nennen darf, die ihm einfallen. Nach dieser Erklärung wird das Stimuluswort „Adler" präsentiert. Alle substantiell anmutenden Assoziationen werden ausgezählt. Als substantiell gelten alle isoliert genannten Vollverben, Adjektive und Substantive. Bei zusammenhängenden Wortpassagen wie z. B. „Sitzt auf einem Berg" werden die substantiell anmutenden Worte „sitzt" und „Berg" berücksichtigt – also als zwei Assoziationen gezählt. Das Fehlen von verwertbaren Assoziationen ist mit anderen sehr schweren Sprachstörungen, einer Invalidität von 100 % verknüpft. Assoziationsmengen unter 3 sind mit anderen schweren aphasischen Störungen verknüpft, die Invalidität beträgt mindestens 75 %. Assoziationsmengen 3 bis 5 kommen auch bei nicht-aphasischen Störungen vor – z. B. bei erheblicher Verlangsamung, erheblicher Antriebsstörung im Rahmen frontaler Läsionen – die zuzuordnende Invalidität beträgt mindestens 25 %. Voraussetzung für die Durchführung des Assoziationsverfahrens ist natürlich ein Verständnis der Instruktion, das bei vielen dementen Personen nicht gegeben ist. Entsprechend kommen bei dementen Patienten häufig Assoziationsmengen = 0 vor, die Wortflüssigkeit ist bei diesen Patienten durch andere Verfahren zu ermitteln (siehe c).

Zu prüfen ist auch

1) das Benennen von Objekten des täglichen Lebensraumes

2) das Lesen von Texten

3) das Diktatschreiben

Hinsichtlich isolierter Störungen ist auf einschlägige Literatur zu verweisen (17, 112). Eine isolierte Störung von 1) habe ich nur bei der schon erwähnten (von mir als psychogen verkannten) partiellen Rindenblindheit gesehen. Isolierte Agraphien sind von zuverlässigen Beobachtern mitgeteilt worden, ich selber habe nie eine gesehen. Schwere Alexien habe ich gelegentlich in Verbindung mit homonymer Hemianopsie rechts bei links-occipitaler Läsion gesehen, durchgehend mit zumindest partieller Remission im Verlauf von Monaten bis Jahren. Ich schlage vor, den kompletten, isolierten Ausfall folgendermaßen zu bewerten: Rindenblindheit 50 %, Alexie 40 %, Agraphie 30 %. Häufiger sind Störungen des Objektbenennens, des Textlesens, des Diktatschreibens in aphasische Syndrome eingebettet, ihre Ermittlung trägt zur Ermittlung des Schweregrades der Aphasie bei – sofern nicht schon allein von der Spontansprache, eventuell zusätzlichem Einsatz des Token-Tests her die Invalidität mit 100 % eingeschätzt worden ist. Natürlich kann sich der Gutachter auch anderer Verfahrenssammlungen bedienen (u. a. von Frühauf 29, Leischner 61, Schuell 94, 95) bzw. Untertests aus dem Aachener Aphasietest heranziehen. Grundlegende Änderungen werden sich dabei aber kaum ergeben. An erster Stelle wird die Beurteilung der Spontansprache, an zweiter Stelle die Durchführung eines Verfah-

rens vom Typ des Token-Test stehen. Bei resultierender Invalidität unter 100 % wird kaum auf die oben angegebenen Aufgabentypen zu verzichten sein. Es wird dann nicht viel Zeit für zusätzliche Untersuchungen verbleiben.

5.2 Visuell-konstruktive Störungen

Diese sind vor allem bei parietal und/oder occipital lokalisierten Läsionen zu finden. Maßgeblich, bei weitem nicht ausgeschöpft hinsichtlich der dargestellten Untersuchungstechniken (u. a. auf tachistoskopischem Gebiet) ist die Monographie von Poppelreuther über occipitale Schußverletzungen aus dem ersten Weltkrieg (83). Im Laufe der Jahre sind weitere Darstellungen sowohl von neurologischer als auch neuropsychologischer Seite erschienen (8, 18, 25, 33, 35, 41, 42, 51, 102). Im Rahmen der hiesigen Basisuntersuchung (siehe nächstes Kapitel) werden routinemäßig drei Tests eingesetzt, die Zeichenfertigkeit, visuelles Kurzzeitgedächtnis sowie die rasche motorische Reaktion auf rasch zu erfassende visuelle Signale prüfen – hiervon ist zu erhoffen, daß ein Großteil visuell-konstruktiver Störungen erfaßt wird, die dann eventuell ausführlicher zu untersuchen sind. Traditionell spielen Tests mit erheblicher visuell-konstruktiver Komponente eine Rolle bei der Abgrenzung von Patienten mit und ohne hirnorganische Läsion, hierauf sowie auf das Problem der resultierenden Invaliditätsschätzung soll kurz im folgenden Kapitel eingegangen werden. Für die Zukunft ist die Entwicklung standardisierter tachistoskopischer Verfahren anzustreben (siehe letztes Kapitel).

Grobe visuell-konstruktive Störungen wie z. B. hemi-neglect sind meistens mit schweren anderen Störungen hinsichtlich Orientierung, Gedächtnis, Urteil, praktisch-manueller Fertigkeiten verknüpft. Wenn Untersucher den Eindruck „ausgestanzter" visuell-konstruktiver Störungen vermitteln, ist darauf zu achten, inwieweit wirklich auch nach anderen neuropsychologischen Störungen gesucht wurde.

5.3 Störungen des Lernens und Behaltens (einschließlich „Demenz")

Zu unterscheiden ist das Lernen und Behalten von sprachlichem bzw. visuellem Material. Lernen und Behalten von sprachlichem Material läßt sich einfach prüfen, geläufige Verfahren sind aber zunächst kritisch zu überprüfen. Ebbinghaus arbeitete mit sinnlosen Silben (23), dieses Material läßt sich bei Dementen nicht einsetzen, löst Unverständnis, emotionale Reaktionen aus. Häufig werden wahllos ein- oder zweisilbige Worte eingesetzt (44, 47, 130), obwohl denkbar ist, daß mit zunehmendem Silbengehalt auch der Informationsgehalt bzw. die Beanspruchung des Gedächtnisses zunimmt. Geläufig sind Aufgaben vom „digit-span"-Typ (z. B. in den verschiedenen Versionen des Intelligenztests nach Wechsler 114, 142). Hierbei werden zunehmend lange Folgen von einstelligen Zahlen präsentiert, als Nachsprechspanne wird die größte Menge korrekt nachgesprochener Zahlen definiert. Dieses Verfahren hat den Nachteil, daß der Informationsgehalt der präsentierten Zahlen innerhalb einer Liste abnimmt, da die richtig nachgesprochene Zahl nicht noch einmal präsentiert wird. Es ist nicht einzusehen, warum nicht zunächst Material angeboten wird, das zumindest potentiell hinsichtlich seines Informationsgehaltes homogen ist. Es bietet sich an, einsilbige Worte zu verwenden, die in ihrer phonematischen Struktur einfach (bzw. auch von Schwerhörigen leicht zu verstehen), in ihrem Sinn eindeutig, bildlich problemlos zu realisieren, jedem schulreifen Kind geläufig sind. Entsprechende Worte sind z. B. Ball, Mond, Schuh. Sie sind geeignet, in der Gedächtnisforschung als vergleichbare Einheiten („chunks" im Sinne von Miller, 71) eingesetzt zu werden.

Ganz unsinnig ist es, demente Patienten mit Wortlisten zu konfrontieren, deren Länge weit über ihrer Kapazität liegt - natürlich führt dies zu ungünstigen emotionalen Reaktionen. Grundsätzlich ist es bei Patienten mit Hirnleistungsstörungen zu vermeiden, eine Untersuchung mit Material zu wählen, das von vornherein erheblich über ihrer Kapazitätsgrenze liegt.

Das Behalten von sprachlichem Material wird üblicherweise geprüft, indem gelernte Worte nach einer interpolierten Aktivität abgefragt werden - in der Allgemeinpsychologie wird dieses Verfahren oft nach den Autoren Brown und Peterson benannt (12, 78). Daß demente Patienten aufgenommenes Material schon nach kurzer Zeit vergessen, gilt als zentrales Symptom ihrer Krankheit.

Damit ist im Grunde der Ablauf einer sprachlichen Lern- und Behaltensprüfung vorprogrammiert. Hinsichtlich der praktischen Durchführung ergeben sich verschiedene Möglichkeiten. Ich bevorzuge folgende Prozedur: Es werden Listen von 10 „einsilbig-elementaren" Worten hergestellt. Innerhalb der Wortlisten wird darauf geachtet, daß Ähnlichkeiten hinsichtlich phonetischer Struktur, der Bedeutung vermieden werden. Tiergattungen werden ausgespart, damit sich keine Interferenzen mit der interpolierten Aktivität (siehe unten) ergeben. Verwandt werden z. B. die folgenden beiden Listen:

1 Haus, Ohr, Mehl, Kind, Fuß, Bahn, Ei, Buch, Arm, See

2. Bett, Schuh, Eis, Uhr, Mond, Ball, Hut, Milch, Berg, Topf

Die Worte werden in einem Tempo 0,8-1,2/sec vorgesprochen. Im seltenen Einzelfall höchstgradiger Demenz bzw. einer gemischt dementiell-aphasischen Störung wird zunächst allein das erste Wort präsentiert. Im Regelfall werden zunächst die drei ersten Worte der Liste präsentiert. Nach korrekter Reproduktion werden die ersten drei Worte wieder vorgesprochen, das vierte Wort hinzugefügt usw.. Nach korrektem Nachsprechen werden die ersten vier Worte wieder vorgesprochen, das fünfte Wort hinzugefügt. Abgebrochen wird der Test, sobald der Untersuchte fünfmal hintereinander auf einer Stufe versagt bzw. die Worte nicht in der richtigen Reihenfolge nachgesprochen hat und auch keine Annäherung an die richtige Folge zu erkennen ist. Wenn eine Annäherung deutlich wird, kann die Folge noch bis zu zweimal präsentiert werden. Die maximale Zahl der in richtiger Reihenfolge nachgesprochenen Worte wird als „Nachsprechkapazität" (NK) definiert.

Diese Lernaufgabe hat im Vergleich zu anderen geläufigen Lernaufgaben bzw. Lerntests den Vorteil, daß sie bei allen Graden von Lernstörungen – von leichtesten Formen bis hin zur schweren Demenz – eingesetzt werden kann. Sie besitzt eine gewisse Analogie zu dem im Alltagsleben gebräuchlichen „Auswendiglernen" („rote learning"), das sowohl im allgemeinpsychologischen als auch neuropsychologischen Bereich vernachlässigt wurde. Eine Ausnahme bildet die Untersuchung von Drachman und Arbit an amnestischen Patienten (22) – Nachteil dieser Untersuchung ist die Verwendung von einstelligen Zahlen, welche aus den oben genannten Gründen nicht zur Ermittlung der Nachsprechkapazität geeignet sind.

Zwischen die Prüfung des Lernens und Behaltens wird eine andere Aufgabe eingeschoben bzw. „interpoliert". Der Patient soll innerhalb einer Minute möglichst viele Tierarten nennen. Hieraus läßt sich die „Wortflüssigkeit" (WF) ableiten. Dies erscheint sinnvoll, weil bei höheren Graden der Demenz auch die Wortflüssigkeit abnimmt, hinsichtlich anderer geläufiger Verfahren zur Ermittlung von WF siehe 63, S. 544 - 548.

Nach Ermittlung von WF wird das Behalten geprüft. Der Patient soll möglichst viele der anfangs präsentierten Worte „aus dem Gedächtnis" nachsprechen, wobei die Reihenfolge nicht mehr einzuhalten ist. Die Zahl der richtig nachgesprochenen Worte wird als „Behaltenskapazität" (BK) definiert. Alternativ kann auch der Begriff „Abrufkapazität" verwandt werden. „Abruf" ist mittlerweile auch in der deutschen Gedächtnisliteratur geläufig (siehe z. B. (68)) – es handelt sich um die Übersetzung des englischen Begriffes „retrieval".

Immer wieder werden Aufgabensammlungen herausgebracht, welche den Schweregrad von Demenzen erfassen sollen – durch diese Sammlungen sind schwer demente Patienten in der Regel hoffnungslos überfordert. Neurologen und Psychiater überlassen das Gebiet der Demenzmessung gern den Psychologen – weisen in Diskussionen dann daraufhin, der Schweregrad der Demenz müsse durch „Testbatterien" erfaßt werden. Natürlich ist es solider, erst einmal auf einer Verfahrensebene zu bleiben bzw. diese auszuschöpfen. Entsprechend sollte der Schweregrad höherer Demenzen – die also BK = 0 aufweisen – ermittelt werden, indem zunächst gemessen wird, wie schnell definiertes Lernmaterial vergessen bzw. wie lange es behalten wird (siehe Fall 10b). In diesem Zusammenhang ist auch auf die Arbeiten von Störring bzw. Grünthal und Störring über einen Patienten mit Kohlenmonoxydvergiftung zu verweisen (101, 36) – Jaspers hat einen Teil dieser Untersuchungen zusammenfassend dargestellt (48).

Anmerkung: Zu bedauern ist die aktuelle Fixierung der deutschen Neuropsychologie auf die englischsprachige Literatur zu Lern- und Gedächtnisstörungen. Eventuell hängt es mit Eigentümlichkeiten der englischen Sprache zusammen, daß elementare Sachverhalte wie z. B. Zeiträume von Behalten, Vergessen nicht ausreichend untersucht worden sind. Der Sachverhalt „ich vergesse etwas in fünf Sekunden" läßt sich nicht kurz-einfach-eindeutig in die englische Sprache übertragen. Eine Revision der einkanaligen Gedächtnismodelle der englischsprachigen Psychologie (z. B. 3, 10) ist überfällig – dies ändert nichts an ihrem intellektuell-anregenden Wert. Daß Lerninhalte einkanalig aufgenommen und gespeichert werden, ist bei der anatomischen Struktur des Gehirns (welches zwei kommissural miteinander verschachtelte Hemisphären enthält und damit zweikanalige Modelle nahelegt) nicht von vornherein ausgeschlossen, aber nicht besonders wahrscheinlich, siehe auch Fall 5a.

Lern- und Behaltensstörungen sind nicht nur zentrales Symptom der Demenz, sondern zumindest Teilsymptom vieler leichterer Hirnleistungsstörungen. Entsprechend wurde der dargestellte Untersuchungssatz „Ermittlung von NK-WF-BK" in den hiesigen Basissatz psychologischer Untersuchungen (siehe nächstes Kapitel) aufgenommen.

Häufig ist bei erheblich reduzierter NK eine um 1 verminderte BK anzutreffen - eine entsprechend niedrig ausfallende BK wird vorläufig als möglicher Artefakt im Rahmen der niedrigen NK, nicht als Nachweis einer eigenständigen Behaltensstörung aufgefaßt.

Die Zuordnung zu bestimmten Invaliditätsgraden erfolgt später.

Ein befriedigendes Verfahren zur Ermittlung des visuellen Kurzzeitgedächtnisses dementer Patienten ist bisher nicht vorgestellt worden. Teilaspekte sind durch Aufgaben vom Recurring-Typ (54, 141), durch den visuellen Teil des Tests von Warrington (143), durch unmittelbares oder verzögertes Nachzeichnen der komplexen Rey-Osterrieth-Figur (77, 86, 87) zu erfassen. Bis auf weiteres kann man sich zur Ermittlung des visuellen Kurzzeitgedächtnisses mit Verfahren analog Corsi Block (73) bzw. dem entsprechenden Untertest aus der revidierten Form des Wechsler-Gedächtnistests (144) begnügen. Diese Verfahren haben den gleichen Nachteil wie Aufgaben vom digit-span-Typ, daß sich nämlich mit der Zahl richtiger Reproduktionen die Zahl noch in Frage kommender Möglichkeiten immer mehr einengt, so daß der Informationsgehalt der zusätzlich angebotenen visuellen Signale abnimmt. Von diesem Sachverhalt profitieren Personen mit hoher Reproduktionskapazität mehr als Personen mit einer niedrigen Reproduktionskapazität. Die Ermittlung einer „wahren Kapazität" - welche sich ja auf Elemente weitgehend ähnlichen Informationsgehaltes beziehen sollte - ist mit solchen Verfahren nicht möglich, andererseits sollte eine Trennung weitgehend intakter von erheblich beeinträchtigten Patienten gelingen.

Praktisch wird hier in folgender Weise vorgegangen: Angefertigt werden zwei DIN A 4-Bögen mit in unsystematischen Folge aufgemalten einmarkstückgroßen schwarzen Kreisen. Die am weitesten oben liegenden Kreise werden von links nach rechts mit 1, 2, 3 nummeriert, der am weitesten unten und rechts liegende Kreis wird mit 10 nummeriert. Der Patient erhält den Bogen mit unnummerierten Kreisen, der Untersucher bedient sich des Bogens mit nummerierten

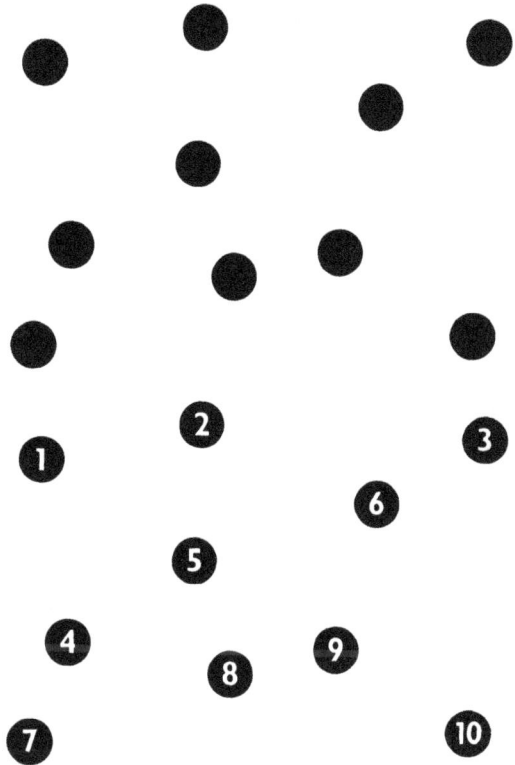

Abb. 1: Die obere Bildhälfte enthält die Vorlage für den Patienten, die untere Bildhälfte enthält die Vorlage für den Untersucher.

Kreisen (siehe Abbildung 1). Es wird nun eine Folge festgelegt, in welcher die Kreise vom Untersucher gezeigt werden: 5, 3, 8, 2, 1, 6, 7, 4, 9, 10. Analog der „Aufstockmethode" zur Ermittlung von NK wird mit der Folge der ersten drei Kreise (5, 3, 8) begonnen - nur im Ausnahmefall wird bei extrem beeinträchtigten Patienten mit einem Kreis begonnen. Wenn die drei Kreise in der richtigen Reihenfolge nachgezeigt worden sind, werden sie ein weiteres Mal, zusätzlich der vierte Kreis (Nr. 2) gezeigt usw.. Abgebrochen wird wieder, sofern der Untersuchte fünfmal hintereinander eine Kreisfolge nicht bewältigt hat und auch keine Annäherung an die richtige Folge erkennbar ist. Im Fall einer eventuellen Annäherung können wieder bis zu zwei Präsentationen hinzugefügt werden. Die größte Zahl der richtig nachgezeigten Kreise wird als Maß von „visuelle Merkfähigkeit" (VM) oder „Nachzeigekapazität" definiert.

Zunächst wurden die Kreise analog dem Nachsprechverfahren in einem Tempo 0,8–1,2/sec gezeigt. Viele Patienten reagierten mit Ungeduld, Anspannung. Es entstand der Eindruck, daß sie den Untersucher zu einem schnelleren Tempo antreiben wollten. Vielleicht hängt dies mit der kürzeren Merkfähigkeit für visuelles Material zusammen (10). In der Folge wurde das Tempo 0,6–1,0/sec gewählt - mit selteneren und geringeren Reaktionen der geschilderten Art.

Das geschilderte Verfahren gehört zum hiesigen testpsychologischen Basissatz (siehe nächstes Kapitel). Es wird also bei jeder gutachterlichen Untersuchung auf Hirnleistungsstörungen eingesetzt. Im Praxisrahmen wird es bei der Mehrzahl dementer Patienten angewendet - regelmäßig, sofern eigen- oder fremdanamnestisch gewichtige Hinweise auf eine Demenz vorliegen, die sich durch die oben beschriebenen Messung von NK und/oder BK nicht bestätigen lassen.

Beispiel 1:

Von Angehörigen wird ein 76jähriger Patient vorgestellt. Er präsentiert sich überaktiv und blendend gelaunt („hypoman"), fällt den Angehörigen durch unübliche Handlungen im Alltag auf - bringt z.B. ein gefülltes Bierglas auf dem Herd zum Kochen, läßt die Vögel aus dem Bauer und streut das Futter auf dem Boden aus, zieht durch die Gegend und bringt „Penner" mit, die dann im Bett der verstorbenen Ehefrau schlafen. Er kann sich nicht an irgendwelche Absprachen, Termine erinnern, „vergißt alles, bringt alles durcheinander". Die Testung ergibt NK 8, WF 8, BK 0, VM 4. Die aufgehobene BK paßt gut zur Annahme einer Demenz, nicht aber die intakte NK. Demgegenüber ist VM niedrig. Denkbar ist, daß die Einbuße der Lernfähigkeit im visuellen Bereich einer noch zu erwartenden Einbuße im sprachlichen Bereich voraus läuft.

Beispiel 2:

Eine 71jährige Patientin wird von Angehörigen präsentiert, weil sie „alles vergißt", in ihren Handlungsabläufen oft einen verworrenen Eindruck macht. Wenn man z.B. mit ihr ins Lokal gehe, vermisse sie etwas. Sie werde darauf hingewiesen, der vermißte Gegenstand befinde sich vielleicht in ihrem Mantel. Sie gehe zu ihrem Mantel, finde tatsächlich den Gegenstand in der Manteltasche, verlasse dann die Gaststätte. Offensichtlich habe sie nicht mehr realisiert, daß ihre Angehörigen noch in der Gaststätte säßen, daß sie eigentlich an den Tisch zurückkehren wollte. Diese Patientin erzielt NK 7, WF 8, BK 6, VM 4. Im Computertomogram weist sie eine corticale und subcorticale Atrophie mit temporalem Schwerpunkt, zusätzliche Hypodensitäten in den Stammganglien und im Marklager auf - alle diese Veränderungen sind ausschließlich rechtsseitig lokalisiert. Das Testprofil reicht für sich allein nicht aus zur Annahme einer Demenz. Vielleicht handelt es sich um eine beginnende Demenz im visuellen Bereich, die sich vorläufig nur hinsichtlich der relativ niedrigen VM manifestiert - vielleicht ließe sich diese Patientin schon jetzt eindeutig identifizieren, wenn es ein auch bei Dementen anwendbares Verfahren zur Erfassung der visuellen Behaltenskapazität gäbe.

Am Rande: Natürlich ließe sich der Nachteil des abnehmenden Informationsgehaltes der gezeigten Kreise mit zunehmender Listenposition dadurch reduzieren, daß Wiederholungen gestattet sind - damit wäre aber der Bezug zu den vorliegenden Daten anderer Untersucher (63, S. 362–363) nicht möglich. Hier wird derzeit mit einem Test experimentiert, der $6 \times 6 = 36$ männliche Portraitfotos präsentiert. Für diese Portraitfotos wird die Nachzeigekapazität analog dem bisher angewandten Verfahren ermittelt. Die Aufnahme des Informationsgehaltes mit zunehmender Listenposition hält sich durch die vergleichsweise große Zahl von Möglichkeiten in Grenzen. Als interpolierte Aktivität wird das Zeichnen der menschlichen Figur innerhalb einer Minute eingesetzt, anschließend wird der Patient aufgefordert, eine seiner Nachzeigekapazität entsprechende Zahl von Fotos zu zeigen – wobei die Reihenfolge nicht mehr einzuhalten ist. Die Fälle 2b), 3b) sind mit diesem Verfahren untersucht worden. Normen liegen noch nicht vor.

Der Vergleich von Patienten mit und ohne angegebene Gedächtnisstörungen untereinander legt folgende Zuordnungen bis zu einem Alter von 60 Jahren nahe: NK 6 = leichtgradig pathologisch, NK 4 und 5 = mittelgradig pathologisch, NK 3 = hochgradig pathologisch. Für VM (bestimmt mit der 10-Kreise-Version analog Corsi-Block) gelten vorläufig folgende Zuordnungen: 5 = leichtgradig pathologisch, 4 = mittelgradig pathologisch, 3 = hochgradig pathologisch. Es bleibt abzuwarten, inwieweit diese Zuordnungen Bestand haben. NK 6 ist nach bisherigen Daten mit Erwerbsfähigkeit vereinbar. NK 5 ist nur im Ausnahmefall mit Erwerbsfähigkeit vereinbar: Bei zwei Patienten mit komplex-fokalen Anfällen war gute Alltagsbewältigung bzw. Erwerbsfähigkeit zu registrieren, in beiden Fällen lag VM mit 8 relativ hoch. Offensichtlich kann also eine reduzierte Lernfähigkeit im sprachlichen Bereich durch vergleichsweise gute Leistungen im visuellen Bereich zumindest teilweise kompensiert werden. BK 4 ist als leichtgradig, BK als mittelgradig pathologisch einzustufen. Dabei ist BK 4 und weniger durchgehend mit anamnestisch bzw. fremdanamnestisch ermittelten Gedächtnisstörungen verknüpft, BK 3 und weniger ist mit erheblichen Einschränkungen der Erwerbsfähigkeit verbunden.

Komplizierter werden die Zusammenhänge bei den Altersstufen oberhalb 60 Jahren. Hier gibt es gelegentlich Patienten mit NK 5, die weder anamnestisch noch vom psychopathologischen Befund her eine Gedächtnisstörung aufweisen. Bei Patienten mit extrapyramidalen Störungen oberhalb 75 Jahren sind gelegentlich erhebliche Einschränkungen von BK (bis hin zu 2) ohne jeglichen Hinweis auf eine Gedächtnisstörung zu registrieren. Gelegentlich gibt es Patienten mit extrapyramidalen Störungen, die eine niedrige BK (2 oder 3) ohne zugehörige Gedächtnisstörung aufweisen, einige Monate später in Begleitung von Angehörigen auftauchen und

jetzt Zeichen einer beginnenden Demenz (einschließlich BK 0) präsentieren. Diese Patienten lassen sich neurologischen Kategorien zuordnen, in denen extrapyramidale und kognitive Abbausymptome zusammengefaßt werden (82, 93).

BK 0 ist ein häufiges, aber nicht obligates, nicht spezifisches Symptom der Demenz. Kürzlich stellte sich hier eine 90jährige Patientin vor, die unter unklaren Stürzen mit Bewußtseinsverlust, hirnorganischem Psychosyndrom mit Kritikminderung, Perseverationen, rascher Ermüdung litt. Dokumentiert war eine schnelle Form der absoluten Arrhythmie, der neurologische Befund einschließlich EEG war regelrecht, in Betracht zu ziehen waren Adams-Stokes-Anfälle. Die Testung ergab NK 7, WF 9, BK 0 – auf eine Bestimmung von VM wurde wegen deutlicher Ermüdung verzichtet. Die Patientin bezeichnete ihr Gedächtnis als intakt, der Rückgriff auf kurz zurückliegende Gesprächsinhalte war nicht gestört. Es handelt sich um den einzigen hier gesehenen Fall von BK 0 ohne Demenz – die Gleichsetzung von BK 0 mit Demenz muß aber schon bei einem einzigen Ausnahmefall verneint werden.

Bei der Kombination von BK 0 mit anamnestisch mitgeteilten Gedächtnisstörungen ist in der Regel eine Invalidität von 100%, eine Pflegestufe von mindesten 1 anzunehmen. Hinsichtlich der Differenzierung der Pflegestufen wird wesentlich sein, in welchem Zeitrahmen Patienten definiertes Lernmaterial vergessen (siehe Fall 10b)). Hinzuweisen ist noch auf den erfolgversprechenden Einsatz von Anticholinesterasehemmern. Hier wurden z. T. eklatante Besserungen insbesondere von BK unter entsprechender Medikation beobachtet – man wird also bei einer entsprechenden Behandlung zunächst endgültige Festlegungen vermeiden.

Vorauszusetzen ist jeweils, daß erhebliche Gedächtnisstörungen schon im Rahmen der psychopathologischen Befunderhebung auffallen, daß die Orientierung hinsichtlich Zeit, Ort, Situation abgefragt, der Rückgriff auf kurz zurückliegende Gesprächsinhalte, die Einstellung zu den eigenen Ausfällen erfaßt worden ist.

5.4 Balkensyndrome

Balkensyndrome werden vermutlich häufig übersehen (siehe Fall 5a)). Im gutachterlichen Rahmen ist es nicht üblich, systematisch nach Balkensymptomen zu suchen. Nach Literatur (7, 9) und eigenem (zugegebenermaßen spärlichem) Informationsstand ist dies nötig, wenn kernspintomographische Hinweise auf eine Balkenläsion vorliegen und/oder wenn mindestens zwei Symptome der vorliegenden Art gegeben sind: Anfängliche schwer zu klassifizierende Bewußtseinsstörung; Lesestörung ohne Aphasie, ohne homonyme Hemianopsie; Fremdheitsgefühl im linken Arm („alien hand syndrome"); Angabe einer eingeschränkten Verarbeitung von gleichzeitig auf beiden Augen bzw. beiden Ohren eintreffenden optischen bzw. akustischen Informationen; plötzlich-flüchtige von augenärztlicher Seite nicht zu erklärende Sehverluste; ausgeprägte Aversion gegen längere sprachliche Ausführungen von anderer Seite (eventuell mit zunehmenden Kopfschmerzen verbunden). Die Suche nach Balkensymptomen sollte enthalten: Zeichnen einer menschlichen Figur und Diktatschreiben mit der linken und rechten Hand, Vergleich der intermanuellen Differenzen hinsichtlich des Figurenzeichnens und des Diktatschreibens; Sensibilitätsprüfung links und rechts sowohl einseitig nacheinander als auch gleichzeitig-beidseitig im Handbereich, eventuell auch Fußbereich; Präsentation von Objekten nacheinander sowie gleichzeitig-beidseitig im linken und äußeren Gesichtsfeld, wobei ein zentraler Fixierpunkt (z. B. Nase des Untersuchers) einzuhalten, die Dauer der Präsentation zu variieren ist, die Objekte zu benennen sind; Fingerreiben auf dem linken und rechten Ohr nacheinander und gleichzeitig-beidseitig, wobei der Eindruck hinsichtlich Lautstärke, Geräuschcharakter zu beschreiben ist. Es liegt auf der Hand, daß leichte Balkensyndrome schwer von erheblichen Seitasymmetrien der Hirngesunden abzugrenzen sind – im Grunde werden durch eine Balkenläsion ja zunächst die üblichen Lateralitätsverhältnisse akzentuiert, so daß der „starke Rechtshänder" nur schwer von einem Patienten mit leichter Balkenläsion zu unterscheiden ist.

Zum Vergleich der intermanuellen Differenzen hinsichtlich Figurenzeichnens und Diktatschreibens: Schon beim gesunden Rechtshänder ist geläufig, daß er ohne allzu große Mühe eine menschliche Figur auch mit der linken Hand zeichnen kann, andererseits beträchtliche Schwierigkeiten hat, mit der linken Hand zu schreiben. Bei Balkenläsionen kann diese Diskrepanz erheblich verstärkt werden. Einen Extremfall habe ich Anfang der 80er Jahre gesehen. Es handelte sich um einen Patienten mit Verschluß der linken A. cerebri anterior, Infarzierung der vorderen 4/5 des Balkens: Dieser Patient konnte nur noch mit der rechten Hand schreiben, nur noch mit der linken Hand eine Figur zeichnen – präsentierte sich hilflos, wenn er diese Aufgaben mit der jeweiligen anderen Hand ausführen sollte.

Die Beschreibung von Balkensyndromen kann zu einer gewissen Verunsicherung bei Sachbearbeitern des Auftraggebers führen. Dies hängt mit ihrer Seltenheit, ihrem z. T. bizarr anmutenden Charakter zusammen. Neuropsychologische Institutionen von überregionaler Bedeutung sollten Balkensyndrome sammeln bzw. veröffentlichen. Vermutlich gibt es keine Institution in Deutschland, die über größere Erfahrung mit dieser Patientengruppe verfügt. Es kann nicht vorausgesetzt werden, daß die Autoren von Balkensyndromen über eigene Erfahrungen verfügen – Erkundungen meinerseits führten zu einem negativen Resultat. Offensichtlich gehören die Balkensyndrome vorläufig nicht zum „Programm" etablierter deutschsprachig-neuropsychologischer Institutionen. Entsprechend muß der beauftragte Gutachter selber mit der Situation anhand vorliegender Literatur, selbstgebastelter Verfahren fertig werden. Natürlich muß er mit einem ablehnenden Urteil seitens etablierter Institutionen rechnen, wenn ihnen das Gutachten zur Stellungnahme vorgelegt wird. Es wird eventuell darauf hingewiesen werden, daß diese oder jene Verfahren nicht standardisiert sind, nicht den Kriterien der Testtheorie/Testkonstruktion entsprechen. Dem ist entgegenzuhalten, daß auch der Patient mit Balkenläsion einen Anspruch auf Begutachtung hat bzw. nicht warten kann, bis die Entwicklung entsprechender Verfahren von der deutschen Forschungsgemeinschaft finanziert worden ist.

5.5 Zentrale Hörstörungen

Hiernach ist gezielt zu fragen. Der Patient soll angeben, inwieweit sich sein Hörvermögen links oder rechts nach Unfall, Schlaganfall verändert hat, inwieweit er durch mehrere gleichzeitig auf ihn eintreffende Schalleindrücke überfordert, störbar ist, an Diskussionen mit mehreren Personen teilnehmen kann usw.. Im Rahmen der neurologischen Untersuchung kann Fingerreiben auf einem Ohr oder gleichzeitig auf beiden Ohren präsentiert werden. Es ist zu fragen, ob beide Geräusche seitgleich, eventuell auf einer Seite undeutlicher wahrgenommen werden. Wenn auf drei Meter angebotene Flüstersprache sowohl auf dem linken als auch auf dem rechten Ohr problemlos wahrgenommen bzw. reproduziert wird, ist eine schwerwiegende einseitige periphere Hörstörung mit hinreichender Wahrscheinlichkeit ausgeschlossen, gröbere Asymmetrien hinsichtlich der oben aufgeführten anamnestischen Angaben bzw. Prüfungen sind dann auf eine zentrale Hörstörung verdächtig.

Am einfachsten gelingt die Erfassung zentraler Hörstörungen durch dichotische Tests. Dabei wird unterschiedliches Sprachmaterial gleichzeitig-beidseitig auf dem linken und rechten Ohr über Kopfhörer präsentiert. Im HNO-Bereich ist der von Feldmann entwickelte Test geläufig (26). Er hat den Nachteil, daß er mit der Präsentation von je einem Artikel, je einem dreisilbigen Wort pro Ohr übermäßige Anforderungen an die Aufnahmekapazität vieler Patienten stellt. Er kommt damit u. a. nicht in Frage für Patienten mit mittlerem oder schwerem Grad der Aphasie.

Sipos und ich experimentierten Anfang der 70er Jahre mit dichotischer Präsentation von unterschiedlichem Sprachmaterial. Versuchspersonen waren über Monate zwei Aphasiker mit globaler bzw. amnestischer Aphasie. Beide wiesen ein erhebliches Rechtsohrdefizit auf. Die Zielrichtung ging zunächst in therapeutische Richtung – angestrebt wurde eine Reduktion des Rechtsohrdefizites mit eventuell günstigem Einfluß auf andere Sprachleistungen. Eine wesentliche Reduktion des Rechtsohrdefizites war aber nicht erreichbar. Es wurden nur kurzfristige Übungseffekte erzielt. Sipos steigerte systematisch die Bandgeschwindigkeit, damit auch die Schwierigkeit der Aufgabe – hierunter trat das Rechtsohrdefizit immer wieder konstant bzw. verstärkt auf. Diese Beobachtung führte zur Entwicklung folgender Testprozedur: 60 Paare einsilbiger Zahlen werden zunehmend schnell, verzerrt über Walkman bzw. Tonbandgerät, Kopfhörer gleichzeitig auf dem linken und rechten Ohr präsentiert, die Zahlen sind nach Möglichkeit nachzusprechen. Anschließend werden die 60 Zahlenpaare noch einmal mit seitvertauschten Kopfhörern präsentiert. Die Testdauer beträgt 6 Minuten, 40 Sekunden. Hinsichtlich näherer Einzelheiten siehe 97, 107.

Die Testergebnisse werden einerseits hinsichtlich der Differenz zwischen beiden Ohren, andererseits hinsichtlich der Gesamttrefferzahl zugeordnet. Es resultieren folgende Kategorien: Schweres, mittelschweres, leichtes Linksohrdefizit bzw. Rechtsohrdefizit – schwere, mittelschwere, leichte Gesamtreduktion. Die Kriterien hinsichtlich der Zuordnung einseitiger Defizits sind in 107 veröffentlicht worden. Die Kriterien hinsichtlich der Zuordnung von Gesamttrefferzahlen, der Zuordnung der Kombination von einseitigem Defizit mit sehr niedrigen Gesamttrefferzahlen sind in einem unveröffentlichten Vortragsmanuskript aufgeführt (106).

Entsprechend den Ergebnissen von englischsprachigen Autoren und von Feldmann (53, 26) ist bei temporalen Läsionen häufig ein gegenseitiges Defizit festzustellen. Der Temporallappen ist ja der Sitz des corticalen Hörzentrums sowie zugehöriger Assoziationsfelder wie z. B. der Wernicke-Region. Entsprechend den Ergebnissen von Damasio (16) fanden auch wir ein ipsilaterales Defizit mehrfach bei Läsionen in der Nähe des Trigonum collaterale. Damasio schloß hieraus, daß die (in ihrem Verlauf nicht bekannte) kommissurale Verbindung zwischen den Hörzentren u. a. in der Nähe des Trigonum collaterale verläuft. Daß Balkenläsionen mit einem Linksohrdefizit verknüpft sein können, ist seit den Untersuchungen an „split brain" Patienten geläufig (72, 98). Tatsächlich wiesen drei von fünf der hier dichotisch untersuchten Patienten mit Balkensyndrom ein Linksohrdefizit auf. Nach Durchsicht der Literatur und eigenen Ergebnissen ist anzunehmen, daß ein Linksohrdefizit dann ausbleibt, wenn die Läsion das hintere Fünftel des Balkens betrifft. Grundsätzlich ist ein Linksohrdefizit also anzunehmen, wenn a) eine Läsion des im rechten Temporallappen gelegenen corticalen Hörzentrums bzw. zugehöriger Assoziationsfelder vorliegt, b) die kommissurale Verbindung zwischen rechtem und linkem Hörzentrum geschädigt ist. Vorausgesetzt werden dabei geläufige anatomisch-physiologische Modellvorstellungen – nach denen einohriges Material besser im kontralateralen Hörzentrum, sprachliches Material besser in der linken als in der rechten Hemisphäre verarbeitet wird, so daß linksohrig präsentiertes Material vom rechtsseitigen Hörzentrum über die kommissurale Bahn einschließlich Balken zum linken Hörzentrum transportiert werden muß.

Anmerkung: Dichotische Testergebnisse bei Hirnstammläsionen sind mir nicht bekannt.

In eigenen Untersuchungen wurden Aphasietyp und Schweregrad der Aphasie mit dichotischen Testergebnissen verknüpft (105, 107). Bei allen Wernicke-Aphasien, bei der Mehrzahl von globalen Aphasien wurde ein schweres Rechtsohrdefizit gefunden – passend zum in der Regel temporalen Schwerpunkt dieser Aphasieformen. Bei Broca-Aphasien sind die Ergebnisse (entsprechend der heterogenen Lokalisation dieser Aphasieform) unterschiedlich. Die untersuchten amnestischen Aphasiker wiesen überwiegend ein mittleres, vereinzelt ein schweres Rechtsohrdefizit, vereinzelt auch andere Formen eines Defizits auf.

Unter den Patienten mit rechtshirniger Läsion fanden wir ein linksohriges Defizit schwerer Ausprägung nur bei zusätzlichen Herdsymptomen, einem Psychosyndrom mindestens mittelschwerer Ausprägung. In dieser Gruppe kommen auch Fälle mit linksseitigem neglect vor, z. T. kombiniert mit Orientierungsstörungen. Ein leichtes oder mittelgradiges Linksohrdefizit fanden wir gelegentlich bei Fällen von Hydrocephalus internus – verknüpft mit leichtem bis mittelschwerem Psychosyndrom.

Ich habe mehrere dichotisch untersuchte Patienten über Jahre verfolgt. Patienten, die mehr als acht Wochen nach Abklingen des akuten Krankheitsstadiums ein mindestens mittelschweres Defizit (einseitig oder hinsichtlich der Gesamttrefferzahl) auswiesen, blieben durchgehend erwerbsunfähig. Die einzige Ausnahme war ein Patient, der durch Blutung aus einem Aneurysma der A. communicans anterior vorübergehend aphasisch war, zum Untersuchungszeitpunkt ein mittelschweres Rechtsohrdefizit aufwies. Er wurde wieder berufstätig, fiel durch Umtriebigkeit im außerberuflichen Bereich, „hypomanen" Aspekt auf, litt auch unter Einstellung auf Carbamazepin fortdauernd unter gelegentlichen komplex-fokalen Anfällen.

Es liegt auf der Hand, daß der hier eingesetzte dichotische Test nicht nur das zentrale Hören erfaßt. Er stellt auch Ansprüche hinsichtlich Tempo, Konzentration, Ausdauer – in seinem letzten, besonders schwierigen Abschnitt auch hinsichtlich Frustrationstoleranz, emotionaler Stabilität. Es handelt sich also nicht um einen „reinen" Test. Hierdurch reduziert sich sein Aussagewert im wissenschaftlichen, nicht aber im gutachterlichen Rahmen.

Beim aktuellen Kenntnisstand ist es nicht sinnvoll, eine isolierte Zuordnung von dichotischen Testergebnissen zu Invaliditätsgraden anzustreben. Statt dessen ist die Verknüpfung von Testergebnissen mit zugehörigen neurologischen, psychopathologischen Befunden, „Syndromen" einem Invaliditätsgrad zuzuordnen.

5.6 Zum Aussagewert der aufgeführten Verfahren bei psychiatrischen Störungen

Leichte Einbußen hinsichtlich NK, BK, der Gesamttrefferzahl im dichotischen Test wurden bei depressiven, manischen und schizophrenen

Störungen leichten Grades registriert (bei ausgeprägteren Graden dieser psychiatrischen Störungen sollten keine kognitiven Funktionsprüfungen erfolgen). Dies erscheint plausibel, wenn die Äußerungen von Patienten nach abklingenden psychiatrischen Störungen verwertet werden. Nach einer abgelaufenen depressiven Erkrankung wird immer wieder mitgeteilt, daß Lernen und Behalten dadurch beeinträchtigt wurden, daß „schwarze Gedanken" („emotional thoughts" nach Watt, 113) niederzukämpfen waren. Nach einer schizophrenen Störung berichten Patienten über Gedanken, Wahrnehmungen, die unkontrollierbar in jegliche Form mentaler Aktivität hineingerieten. Sowohl depressive als auch schizophrene Patienten verwenden die Formulierung, daß sie „keinen freien Kopf" hatten. Nach einer manischen Störung geben Patienten an, daß sie sich wegen ihrer Ideenflucht, Sprunghaftigkeit „nichts merken konnten … alles verlegten". Grundsätzlich sind bei leichtgradig-manischen Patienten auch Leistungssteigerungen denkbar – eine entsprechende Patientin erzielte hier WF 30.

Untersucht wurde eine Patientin mit schwerem Zwangssyndrom, das sich (in Form vielfältiger Rituale einschließlich Putzzwang) überwiegend daheim manifestierte – während der Untersuchung in der Praxis empfand sie ihren Kopf als „frei". Sie erzielte intakte Werte hinsichtlich NK und WF (9 bzw. 22), andererseits eine leicht eingeschränkte BK (4), auffallend hoch ist die Differenz NK – BK.

Grundsätzlich sind also bei psychiatrischen Krankheiten leichte kognitive Funktionsstörungen einzukalkulieren. Bei der Bewertung von Invaliditätsgraden spielt dies insofern eine Rolle, als entsprechende Störungen wieder verschwinden können. Sinnvoll erscheint die Untersuchung auf kognitive Funktionsstörungen, sofern psychiatrische Störungen über Jahre mit Psychopharmaka behandelt worden sind, hirnorganische Symptome u. a. extrapyramidaler Art vorliegen und der Patient selber über Beeinträchtigungen von Tempo, Antrieb, Konzentration, Merkfähigkeit klagt. Eventuell festgestellte Einbußen können dann im Einzelfall zur Dokumentation der Erwerbsunfähigkeit beitragen.

5.7 Raritäten

Auf isolierte Alexien, Agraphien, optische Agnosien wurde schon eingegangen. Eine isolierte akustische Agnosie habe ich nie gesehen, vielleicht kommt eine entsprechende Störung tatsächlich vereinzelt bei bitemporaler Läsion (z. B. nach Herpesencephalitis) vor. Apraxien sind meist eingebettet in andere neurologische bzw. neuropsychologische Störungen wie z. B. Parese, Aphasie, visuell-konstruktives Defizit, Balkensyndrom – in diesem Rahmen mit zu bewerten. Apraktische Symptome werden deutlich im Verlauf von Anamnese und neurologischer Untersuchung. Die Untersuchung läßt sich dann komplettieren sowohl im buccofacialen Bereich als auch im Bereich der Gliedmaßen, siehe hierzu einschlägige Darstellungen (34, 81). Die einer apraktischen Störung entsprechende Invalidität läßt sich nicht unmittelbar aus dem erhobenen Befund ableiten, wird statt dessen weitgehend auf der Beobachtung des spontanen Verhaltens, anamnestischen bzw. fremdanamnestischen Angaben basieren. Entscheidend ist die Frage, wie sich die apraktische Störung im Lebensraum auswirkt bzw. (z. B. durch Einsatz der nicht betroffenen Hand) auszugleichen ist.

6. Testpsychologische Untersuchungen

Es ergeben sich Überschneidungen mit den im vorigen Kapitel angegebenen Prüfungen auf Hirnwerkzeugstörungen. Zu bevorzugen sind Verfahren, die sowohl ausgeprägte Grade von Hirnwerkzeugstörungen erfassen als auch bei leichten Hirnleistungsstörungen anwendbar sind.

Bei anamnestischem Verdacht auf Hirnleistungsstörungen ist eine testpsychologische Basisuntersuchung über eine halbe Stunde sinnvoll – die noch verfügbare halbe Stunde verbleibt dann für ergänzende Tests zur Abklärung leichterer Störungen oder für die genauere Untersuchung auf Hirnwerkzeugstörungen (siehe letztes Kapitel) – sofern Anamnese, psychopathologische und neurologische Befunderhebung, testpsychologische Basisuntersuchung entsprechende Hinweise geliefert haben.

Im Laufe der Jahre wurde hier mit verschiedenen Basissätzen herumexperimentiert – sie enthielten u. a. den Mosaiktest und den Zahlen-Symbol-Test aus dem Handlungsteil des Hamburg-Wechsler-Test für Erwachsene (114), den Benton-Test (124), den Recurring-figures-Test von Kimura (55), den Raven-Test (139), Untertests aus der deutschen Version eines Intelligenztestes von Cattell (126, 146), die Zahlenreihen und die Merkaufgaben aus dem Intelligenz-Struktur-Test von Amthauer (121), den d2-Test von Brickenkamp (125), den Wort-Farbe-Interferenztest nach Stroop (122), den verbalen Lern- und Gedächtnistest von Bäumler (123), den verbalen Lerntest von Sturm und Willmes (141). Auf die Vor- und Nachteile dieser Verfahren soll nicht eingegangen werden. Derzeit wird hier der folgende Basissatz angewandt:

a) Die im letzten Kapitel vorgestellte Lern- und Behaltensprüfung im sprachlichen Bereich. Dieser Test ist (im Gegensatz zu allen mir bekannten Verfahren) sowohl anwendbar bei schwerer Demenz als auch bei leichten Lern- und Behaltensstörungen. Wer überdurchschnittliche Kapazitäten ermitteln will, kann die Wortlisten verlängern.

b) Als interpolierte Aktivität zwischen der Lern- und Behaltensprüfung wird das Aufzählen von möglichst vielen Tierarten innerhalb einer Minute abgefordert, diese Aufgabe ist zur Ermittlung von „Wortflüssigkeit" (WF) geläufig (63, S. 546–547). WF ist vermutlich mit primären Persönlichkeitsmerkmalen wie Sprechtempo, Einfallsreichtum verknüpft (43), anfällig u. a. gegenüber frontalen Läsionen (63, S. 546). Bei Patienten bis zum Alter von 60 Jahren sind Werte von mindestens 20 als normal einzustufen. Der Bereich 15–19 ist als unterdurchschnittlich, nicht-pathologisch, 10–14 als leichtgradig pathologisch, 6–9 als mittelgradig pathologisch, 0–5 als hochgradig pathologisch einzustufen. Werte unterhalb 10 wurden hier überwiegend, unterhalb 6 nur mit Erwerbsunfähigkeit verknüpft gesehen.

c) Das im letzten Kapitel beschriebene Verfahren zur Ermittlung der „visuellen Merkfähigkeit" (VM) bzw. Nachzeigekapazität. Auf den Mangel des Verfahrens – abnehmender Informationsgehalt der präsentierten Aufgaben analog „digit span", „Corsi Block" – wurde hingewiesen, immerhin dürfte der Test zur groben Unterteilung von grob gestörten Patienten einerseits, intakten Patienten andererseits taugen.

d) Dichotisches Testverfahren (siehe letztes Kapitel). Dieses Verfahren läßt sich dem Aufgabentyp „rasche Erfassung von akustischen Signalen – rasche sprachliche Reaktion" zuordnen.

e) Trail Making Test, Teil A (140). Mit der Schreibhand sind von 1 bis 25 numerierte

Kreise möglichst schnell durch Striche zu verbinden. Notiert wird die erforderliche Zeit. Werte unter 45 Sekunden sind als normal, von 45 bis 60 Sekunden als unterdurchschnittlich, nicht-pathologisch, von mehr als 60 Sekunden als pathologisch zu werten. Hier wird oft noch ein analoger Test durchgeführt. 10 auf einem DIN A 4-Bogen aufgemalte schwarze Kreise verschiedener Größe sind möglichst schnell durch Striche miteinander zu verbinden – zunächst der kleinste mit dem zweitkleinsten, dieser mit dem drittkleinsten usw.. Notiert wird wieder die benötigte Zeit. Es liegen vorläufig nur grobe Normen vor. Die Mehrzahl der Patienten benötigt 30 bis 50 % der Zeit, die für den Trail Making Test aufgewandt wurde – in einem einzigen Ausnahmefall wurde eine über dem entsprechenden Wert des Trail Making Test liegende Durchführungszeit ermittelt. Sowohl der Trail Making Test als auch die Kreisversion sind dem Aufgabentyp „rasche Erfassung von visuellen Signalen, rasche motorische Reaktion" zuzuordnen.

f) Zeichnen einer menschlichen Figur. Der Patient wird aufgefordert, auf einem DIN A 4-Bogen eine menschliche Figur von vorn zu zeichnen. Er soll den Kopf an den oberen, die Füße an den unteren Rand des Bogens plazieren. Ihm wird mitgeteilt, daß er eine Minute Zeit hat, nach 40 Sekunden eine Zeitansage erhalten wird. Innerhalb einer Minute sei eine Zeichnung abzuliefern, die natürlich kein Meisterwerk darstellen, andererseits über Strichmännchen-Niveau hinausgehen könne. Bei der Auswertung kann man sich auf die ausgiebige Literatur zum Zeichnen menschlicher Figuren bei Patienten mit Hirnläsion (u. a. 63, S. 581–583; 102, 103) stützen. Zu achten ist zunächst auf grobe Asymmetrien. Wenn z. B. beide Gliedmaßen einer Seite weggelassen werden, so ist dies als Verdachtszeichen für einen schweren neglect zu werten. In der Regel ist ein entsprechender neglect mit anderen erheblichen Beeinträchtigungen (z. B. hinsichtlich Tempo, Orientierung, Merkfähigkeit) verknüpft, die Invalidität liegt in der Regel bei

100 %. Zu achten ist weiter auf grobe Konstruktionsfehler – z. B. direkt an den Kopf angesetzte Beine. Auch solche schweren Konstruktionsfehler sind in der Regel mit Erwerbsunfähigkeit verknüpft. Zu achten ist dann auf die vollständige Darstellung von Elementen. Die meisten Hirngesunden stellen den Kopf zumindest umrißförmig, Hals, Arme, Beine zweidimensional, Hände und Füße hiervon abgegrenzt, dar. Auf eine Binnendifferenzierung von Gesicht, Rumpf wird gelegentlich verzichtet, manchmal mit der Bemerkung: „Ich war noch nie ein guter Zeichner". Insgesamt ist die Zeichnung einer menschlichen Figur ergiebig hinsichtlich der Aufdeckung grober Störungen, weniger ergiebig hinsichtlich der Abgrenzung von intakt-normal. Das Figurenzeichnen ist dem Aufgabentyp „rasche manuelle Realisierung von bildlichen Vorstellungen" zuzuordnen.

Tests zur Prüfung des verbalen Lernens und Behaltens, des visuellen Kurzzeitgedächtnisses, der Wortflüssigkeit, die d), e) und f) entsprechenden Aufgabentypen sollten in jeder Basissammlung enthalten sein.

„Höhere Leistungen" wie z. B. schlußfolgerndes Denken, Analogiebildung gehören nicht in einen Basissatz. Diese Tests liefern nur selten wesentliche Information zusätzlich zur gründlichen Anamnese und psychopathologischen Befunderhebung – im Falle einer Störung sind hirnorganische Anteile oft nur schwer von einem primären intellektuellen Defizit abzugrenzen.

Sortieraufgaben nach Art des Wisconsin-Card-Sorting-Test (129) sollen einen gewissen Wert in der Erfassung von frontalen Läsionen haben. Der WCST ist unnötig lang, redundant, dies gilt auch für eine vorgeschlagene Kurzform (75). Hier wird derzeit mit Modifikationen des Tests experimentiert, die innerhalb weniger Minuten durchführbar sind. Dabei wird die den vier Stimuluskarten zuzuordnende Kartenzahl auf 16 beschränkt, der Wechsel des Lösungsprinzips durch entsprechende Instruktion angekündigt, die Zeit gemessen, innerhalb derer die Karten richtig abgelegt sind. Schnelle Lösungszeiten werden erreicht, wenn der Patient erfaßt, daß die Karten nach drei verschiedenen Kategorien (Farbe, Form, Menge) abzulegen sind. Er wird im Anschluß an die Aufgabe aufgefordert, seinen Lösungsweg zu verbalisieren. Tatsächlich wurden hier einige Patienten mit frontaler Läsion gesehen, die sich schwer taten, insbesondere die Kategorie Menge als Einteilungsprinzip zu erfassen. Inwieweit Sortierstörungen der mitgeteilten Art wirklich spezifisch für frontale Läsionen sind, bleibt zu untersuchen, siehe hierzu auch die Kommentare von Lezak (63, S. 623 – 625).

Die folgenden Ausführungen wenden sich vor allem an den ärztlichen Gutachter, der sich selber in die psychologische Testdiagnostik einarbeiten will (siehe hierzu auch Seite 10). Geläufig sein sollten die Kriterien Objektivität, Reliabilität, Validität, die üblichen Verfahren der Testkonstruktion (64, 70, 110). Im statistischen Bereich sollten geläufig sein die Voraussetzungen für die Annahme einer Gauß'schen Normalverteilung bzw. die Anwendung parametrischer Verfahren. Wer die Grundlagen der psychologischen Testdiagnostik, andere Verteilungsmodelle (z. B. die „Rasch-Verteilung") genauer kennenlernen möchte, kann das maßgebliche Buch von Gutjahr (39) lesen, das allerdings hohe Anforderungen an die logisch-mathematische Kompetenz des Lesers stellt. In der Regel wird es zweckmäßig sein, sich bei eigenen Datenerhebungen einfacher nicht-parametrischer Verfahren (65) zu bedienen. Wer sich für philosophische Überlegungen zum „Sprachgebrauch" hinsichtlich menschlicher Eigenschaften, Fähigkeiten interessiert, kann sich an das Buch von Ryle (89) halten.

Wo informiert sich der Gutachter über in Frage kommende Verfahren? Eine Fundgrube ist das monumentale Buch von Lezak (63), welches in seinem Reichtum an persönlicher Erfahrung kaum wiederholbar sein wird. Eine ausgezeichnete Darstellung von in der früheren DDR geläufigen Verfahren liefert das Buch von Wolfram et al. (118). Viele Vorschläge (wobei die getroffene Auswahl für mich zum Teil schwer nachvollziehbar ist) liefert der neuropsychologische Arbeitskreis München-Bogenhausen (15). Anregungen für selber auszuprobierende Verfahren sind immer wieder in den Zeitschriften „Cortex" und „Neuropsychologia" zu finden – die letztere besonders ergiebige, nicht über Internet zu erreichende Zeitschrift ist wegen ihres hohen Preises leider in manchen Hochschulbibliotheken abbestellt worden.

Eine besondere Rolle spielte im deutschen Sprachraum von jeher der aus der letzten neuropsychiatrischen, von Wieck geleiteten Hochschulklinik in Erlangen stammende psychologische Arbeitskreis. Der Mehrfach-Wortwahl-Test, der Syndrom-Kurz-Test und KAI (135, 128, 136) haben sich in vielen nervenärztlichen Praxen durchgesetzt, u. a. auch im gutachterlichen Bereich. Der Mehrfach-Wortwahl-Test ist gut geeignet zur Abschätzung der primären sprachlichen Bildung eines Patienten – wobei natürlich Patienten auszuklammern sind, die unter aphasischen, dyslektischen Störungen leiden. Der Syndrom-Kurztest und KAI sind eher geeignet für die Erfassung instabiler Zustände (u. a. von Funktionspsychosen, Durchgangssyndromen im Wieck'schen Sinne) als für stabile Zustände.

Natürlich ist nichts dagegen einzuwenden, daß im Rahmen einer stationären Begutachtung auch längerdauernde Tests erfolgen wie z. B. das Diagnostikum für Cerebralschädigung (145), die revidierte Form des Wechsler-Gedächtnis-Tests (144), der in seiner theoretischen Konzeption und statistischen Ausarbeitung imponierende Berliner-Amnesie-Test (137), die in die deutsche Sprache übertragene Aufgabensammlung von Luria und Christensen (130). In stationärem Rahmen können auch geläufige Intelligenztests erfolgen, ob sie nun an allgemeinen Überlegungen, einem Generalfaktormodell (114, 142) oder an Multifaktor-Modellen der Intelligenz (131, 134, 133) ausgerichtet sind. Projektive Testverfahren spielten zeitweilig eine große Rolle in der Erfassung von hirnorganischen Schäden (30, 45, 52, 99, 100), persönlich habe ich keine Erfahrungen hiermit.

Eine breitere Überprüfung verdient der von Rückert und Weissenborn entwickelte Wort-Bild-Gedächtnis-Test mit seinem originellen Ansatz, verbales und visuelles Gedächtnis simultan zu testen (6).

Es sind Aufgabensammlungen vorgestellt worden, die im stationären Rahmen einen möglichst großen Anteil von Hirnleistungsstörungen abdecken sollen, zu nennen sind diesbezüglich das Buch von Luria (67), die Vorschläge von Kimura (55).

Von der deutschen Testzentrale werden im Hogrefe-Verlag fortlaufend neuropsychologische Tests auf den Markt gebracht. Die Testmanuale sind kritisch bis zum Ende durchzulesen. Sie enthalten gelegentlich Darstellungen neuropsychologischer Syndrome, die dem oberflächlichen Leser suggerieren, diese Syndrome seien mit dem Test zu erfassen. Dies trifft nicht immer zu. Gelegentlich sind die dargestellten neuropsychologischen Syndrome wie z. B. Demenz von vornherein nicht mit dem Test zu erfassen – weil z. B. die Anforderungen an Instruktionsverständnis, Ausdauer, allgemeine Belastbarkeit zu hoch sind. Zu prüfen ist jeweils, an welcher Stichprobe der Test validiert worden ist. Es gibt Tests, die ausführlich an einer Stichprobe von Hirngesunden sowie einer umschriebenen Stichprobe von Patienten mit Hirnläsion hinsichtlich Objektivität, Reliabilität untersucht worden sind, aber keine vernünftigen Angaben zur Validität enthalten bzw. keinerlei Informationszuwachs gegenüber geläufigen Tests hinsichtlich der Validität im angestrebten bzw. angekündigten Bereich liefern.

Zum Aggravationsproblem: Wenn sich ein einigermaßen intelligenter Patient mit Zugang zu einschlägiger Literatur darum bemüht, bestimmte Funktionsstörungen vorzutäuschen, wird sich die tatsächliche Invalidität nur mühsam bestimmen lassen. Es gewinnen dann anamnestische Daten, Akteninhalt, radiologische Daten an Bedeutung (siehe nächstes Kapitel). Immer wieder haben sich Psychologen darum bemüht, „Lügenskalen" herzustellen – natürlich kann sich ein Patient bei entsprechendem Aufwand auch solche Lügenskalen besorgen bzw. das zugrunde liegende Prinzip erkennen. Aggravation wird immer die Begutachtung erschweren bzw. die Möglichkeit eines Irrtums erhöhen. Diskussionen zu diesem Dilemma sind verständlich, aber kaum ergiebig – auch hierauf läßt sich der schon oben zitierte Satz von Gruhle anwenden: „Ein allgemein wohlwollendes Gerede führt nicht weiter".

Die häufig anzutreffende Aggravation von tatsächlich beeinträchtigten Patienten – z. B. in der Sorge, der Gutachter könne die Symptomatik bei sachlicher Mitarbeit unterbewerten – wird in der Regel durch angemessene Information zu unterbinden sein. Gutachtenpatienten sind vor der psychologischen Testung darauf hinzuweisen, daß durchgehend schlechte Leistungen auf mangelnde Tagesform, mangelnde Mitarbeit zurückgeführt und nicht weiter verwertet werden, daß überhaupt nur bestimmte plausible, medizinisch geläufige Funktionsprofile zu verwerten sind – die sich ihrerseits nur bei bestmöglicher Mitarbeit herauskristallisieren.

Zum Problem psychiatrischer Störungen: Siehe hierzu auch letztes Kapitel. Die testmäßige Trennung von leichten Hirnleistungsstörungen einerseits, psychiatrischen Störungen (ob nun neurotisch oder psychotisch) andererseits ist bisher nicht gelungen. Leichtgradig-pathologische Testwerte sind z. B. in der Unfallbegutachtung nur eingeschränkt zu verwerten, sofern Hinweise auf unfallunabhängige psychische Störungen vorliegen – es gewinnen dann Anamnese, unmittelbar-psychopathologischer Befund, Akteninhalt an Bedeutung – im Gegensatz zu der oft vertretenen Ansicht, daß gerade in solchen Fällen die testpsychologische Untersuchung zur „Objektivierung" beträgt. Nach meinem Eindruck gelingt eine Trennung eher, wenn möglichst einfache, in ihrer Struktur durchschaubare Tests eingesetzt werden und wenn die Untersuchung in einer möglichst spannungsfreien Atmosphäre erfolgt.

7. Akteninhalt, Zusatzuntersuchungen

Die Bestimmung des Invaliditätsgrades gewinnt an Sicherheit, wenn eine ausführliche Dokumentation vorliegt. Dies gilt besonders für die Bewertung von Unfallfolgen. Es gibt eine ausgiebige Literatur zum Thema, welchen prognostischen Wert bestimmte nach dem Unfall gewonnene klinische und radiologische Daten haben (2, 21, 27, 31, 49, 62, 85, 117). Bei Durchsicht der Akte ist nach diesen Daten zu suchen, u. a. nach Art und Dauer von Bewußtseinsstörungen, radiologischen Zeichen einer Kompression, Blutung im Bereich von Zisternen, Hirnkammern, Mittellinienstrukturen. Andererseits gibt es immer wieder Kontusionen mit gewichtigen Folgen ohne Dokumentation einer Bewußtseinsstörung oder eines gewichtigen CCT-Befundes.

Wesentlich sind möglichst genaue Daten zur Lokalisation eines verbliebenen, radiologisch faßbaren Hirnsubstanzdefektes. Hinsichtlich der Beziehung zwischen der Lokalisation eines Defektes, Art der zugehörigen neuropsychologischen Störungen ist auf die Standardliteratur zu verweisen (7, 8, 11, 14, 35, 51, 79). Auch diesbezüglich sind aber immer wieder Ausnahmen, Sonderfälle möglich, z. B. bei ungewöhnlichen Lateralitätsverhältnissen. Es gibt auch Einzelfälle mit persistierenden Leistungsstörungen ohne auf Dauer computer- oder kernspintomographisch faßbaren Substanzdefekt (z. B. nach Herpesencephalitis).

Eine entscheidende Bedeutung kann die Dokumentation früherer klinischer und radiologischer Daten erlangen, wenn der Verdacht auf Aggravation sowie nicht-hirnorganische psychiatrische Störungen gegeben ist bzw. Wahrscheinlichkeiten zu gewichten sind.

Inwieweit zur Dokumentation gewichtiger Hirnleistungsstörungen auf Dauer ein Computertomogramm ausreicht bzw. zumindest gelegentlich ein Kernspintomogramm erfolgen muß, soll hier nicht diskutiert werden.

Der Wert des EEG wird oft überschätzt. Immerhin kann es im Einzelfall zur Stellung der Prognose beitragen: Ein persistierender Herd von langsamen Wellen links temporal ist z. B. gut mit der fehlenden Rückbildung einer Aphasie vereinbar. Bei der Kombination „unklare Bewußtseinsstörungen – mitgeteilte Gedächtnisstörung" kann der Nachweis von steilen, temporal lokalisierten Abläufen zur Diagnose komplex-fokaler Anfälle beitragen – komplex-fokale Anfälle sind oft mit Gedächtnisstörungen verknüpft, insofern gewinnt die Angabe einer Gedächtnisstörung an Plausibilität. Der Wert der augenärztlichen Feststellung eines homonymen Gesichtsfeldausfalles, der HNO-ärztlichen Feststellung von Hörstörungen – bei kompetentem Untersucher auch einer zentralen Vestibularisstörung – liegt auf der Hand.

Die Messung visueller evozierter Potentiale ist nur bei Verdachtszeichen auf eine Sehnervenschädigung gerechtfertigt. Die Messung akustischer evozierter Potentiale sollte von HNO-ärztlicher Seite erfolgen – die Messung entsprechender Potentiale von neurologischer Seite ohne einen pathologischen HNO-Befund ist nicht indiziert. Eine Indikation für die Messung von ereigniskorrelierten Potentialen ist im gutachterlichen Rahmen derzeit nicht zu sehen.

8. Zukunftsperspektiven

Ein klinischer Psychologe sollte in jeder Schwerpunktklinik mit neurologischer und/oder neurochirurgischer Abteilung verfügbar, u.a. bei der Untersuchung, ambulanten Begutachtung von Hirnleistungsstörungen behilflich sein. Wenn er hierdurch nicht ausgelastet ist, kann er in anderen Klinikabteilungen - z.B. bei psychosomatischen Fragestellungen - tätig werden. Der Psychologe sollte neue Tests in bisher geläufige Basissätze bzw. in die Untersuchung von Hirnwerkzeugstörungen einbauen, entwickeln. Er sollte nicht mit der korrelationsstatistischen Ermittlung von Daten hinsichtlich Objektivität und Reliabilität, der Beziehung zu geläufigen Tests beginnen, statt dessen primär sein Ziel auf die Suche, Entwicklung gültiger bzw. valider Tests richten, welche die zu untersuchende Störung möglichst genau erfassen. Den in seiner Ausbildung gelernten testtheoretischen Ballast muß er erst einmal abwerfen, statt dessen mit den Neurologen Einzelfälle analysieren. Dies soll im Folgenden begründet werden.

Der Wert von Korrelationsstatistik einschließlich Faktorenanalyse, Vergleich von Stichproben untereinander mit parametrischen Verfahren wie z. B: t-Test liegt u.a. darin, ein hinsichtlich seiner wechselseitigen Beziehungen unklares Datenmaterial zu sichten, zu ordnen. Demgegenüber hat man es in der Medizin oft mit einer Fülle von klaren Zusammenhängen z.B. hinsichtlich Anatomie, Physiologie, Diagnostik, Therapie zu tun - es ist manchmal nur ein zusätzlicher Faktor zu untersuchen, der ausreichend an Einzelfällen zu analysieren ist. Überflüssig ist in der Medizin auch häufig die aufwendige Ermittlung der „Reliabilität" von Verfahren, indem man z.B. Messungen an einem Tag mit Messungen am nächsten Tag oder verschiedene Abschnitte eines Meßvorganges miteinander korreliert. Solche Bestimmungen der Reliabilität sind im Grunde nur sinnvoll, wenn es sich um Verfahren handelt, deren Meßfehler ganz unbekannt ist.

In der Folge soll an zwei Beispielen bzw. Gedankenexperimenten verdeutlicht werden, zu welchem Unfug die starre Anwendung testtheoretischer Prinzipien in der Medizin führen kann:

Beispiel 1:

Nehmen wir an, das klinische Bild der Arteriitis temporalis wäre geläufig, nicht aber der hohe diagnostische Wert der Blutkörperchensenkungsgeschwindigkeit. Es lägen auch keine Daten hinsichtlich Reliabilität, Objektivität der BKS bzw. ihrer Korrelation mit anderen Verfahren vor. Ein internistischer Klinikarzt stellt nun fest, daß er mehrere ältere Personen mit der Kombination von schlechtem Allgemeinbefinden, stetig ansteigendem Schläfenkopfschmerz, weiteren Hinweisen auf eine Arteriitis temporalis, extrem erhöhter BKS gesehen hat. Durch Analyse der Einzelfälle ermittelt er, daß keine anderen Krankheiten, wie z.B. Pyelonephritis, Plasmozytom die BKS-Beschleunigung erklären können. Der Klinikarzt wird schon nach der Analyse von ca. fünf Fällen die Hypothese äußern können, daß die Bestimmung der BKS sehr wichtig ist für die Stellung der Diagnose „Arteriitis temporalis". Aus seiner Sicht handelt es sich um ein Verfahren mit hoher Validität. Er wird den Artikel in einer Zeitschrift einreichen, die den Artikel an einen vom testtheoretischen Formalismus ausgehenden Gutachter weiterreicht. Dieser wird bemängeln, es lägen keine ausreichenden Daten zur Objektivität und Reliabilität der BKS vor. Der arme Klinikarzt beginnt dann mit der Ermittlung der Reliabilität der BKS. Er wird z.B. die BKS der ersten Stunde mit der BKS der zweiten Stunde korrelieren - eventuell resultiert ein recht niedriger Korrelationskoeffizient. Er wird eventuell zu einer höheren Einschätzung der Reliabilität kommen, wenn er die BKS in den gradzahligen Minuten mit der BKS in den ungradzahligen Minuten korreliert. Er wird die unter Arteriitis temporalis leidenden Patienten mit einer altersmäßig „gematchten" Patientengruppe der gleichen Abteilung vergleichen. Wenn sich in dieser Vergleichsgruppe mehrere Patienten mit Pyelonephritis, Plasmozytom befinden, wird eventuell nur ein niedriger, nicht-signifikanter Unterschied resultieren. Es ist jedenfalls anzunehmen, daß die Aufdeckung des überragenden diagnostischen Wertes der BKS nach dem testtheoretischen Formalismus weit mehr Zeit in Anspruch nehmen würde als eine sorgfältige Analyse von Einzelfällen.

Beispiel 2:

Ein im wesentlichen bewährtes Antibiotikum führt bei einem Patienten zu einer Thrombozytopenie mit tödlichen Blutungen. Das Antibiotikum ist wegen einer bakteriellen Erkrankung eingesetzt worden, zusätzlich litt der Patient unter einer seltenen internen Grundkrankheit. Jeder vernünftige Arzt wird die Hypothese bilden, daß eine bisher nicht erfaßte Interaktion zwischen Antibiotikum, bakterieller Krankheit und dem seltenen Grundleiden vorliegt, den Einzelfall melden, öffentlich machen. Nach dem testtheoretischen Formalismus müßten Korrelationen gerechnet, repräsentative Stichproben gebildet, Signifikanzen berechnet werden - erst dann wäre der Verdacht hinsichtlich einer Interaktion zu melden. In diesem Zeitraum können Patienten mit einer entsprechenden Konstellation verstorben sein.

Ein im Klinikrahmen tätiger Psychologe sollte etabliertes Vorwissen der neurologischen Ärzte berücksichtigen. Er sollte sich mit der Fülle englischsprachiger Literatur zum dichotischen Hörverfahren, zur tachistoskopischen Präsentation von Bildmaterial unilateral oder bilateral auf der äußeren Gesichtsfeldhälfte befassen bzw. die Bände von „Neuropsychologia" und „Cortex" darauf durchblättern. Er sollte mit einfachen Mitteln dichotische und tachistoskopische Programme entwickeln, sprachliche Reaktionen

und manuelle Reaktionen sowohl links- als auch rechtsseitig registrieren - in diesem Zusammenhang ist z. B. auf die unveröffentlichte Untersuchung von Rückert zu verweisen, der Reaktionszeiten der rechten und der linken Hand auf dichotisches Material maß (88). Von solchen Untersuchungen ist zu erwarten, daß Störungen der Leitung zwischen bestimmten Hirnzentren („disconnection syndromes"), u. a. der kommissuralen Verbindungen zwischen Hörzentrum links und rechts bzw. Sehzentrum links und rechts, erfaßt werden. Die cerebrale Neurologie ist bisher überwiegend auf die Funktionsstörungen durch Läsionen von Zentren bzw. grauer Substanz ausgerichtet gewesen. Anzustreben ist eine Erweiterung dieser „Zentren-Neurologie" bzw. eine systematische Ermittlung von Störungen, die Läsionen der weißen Substanz zuzuordnen sind - plakativ mag man dies eine „Neurologie der weißen Substanz" nennen. Ein kompetenter Klinikarzt sagte mir, für entsprechende Untersuchungen hätten seine Assistenten keine Zeit, es fehle an Planstellen. Außerdem ließen sich solche Störungen kernspintomographisch aufdecken. Dies ist ein fragwürdiger Standpunkt. Grundsätzlich ist denkbar, daß eine bestimmte Läsion der weißen Substanz in dem einen Fall mit einer Leistungsstörung verbunden ist, im anderen Fall nicht und daß sich dies kernspintomographisch nicht differenzieren läßt. Andererseits mag zutreffen, daß die Mehrzahl von Klinikärzten zu stark im Routinebetrieb eingespannt sind, um entsprechende Untersuchungen zu leisten - der klinische Psychologe wird eine entsprechende Gelegenheit eher wahrnehmen können.

Die etablierte deutschsprachige Neuropsychologie des Hochschulbereiches und des Rehabilitationsbereiches hat sich von Verfahren des geschilderten Typs weitgehend ferngehalten - diese Haltung ist nicht rational zu erklären. Sie kann für den gutachterlichen Bereich schon aus juristischen Gründen nicht hingenommen werden. Im Zeitalter des Internet hat ein Gutachtenpatient den Anspruch, daß er nach dem aktuellen Wissensstand untersucht wird, auch wenn dieser nur im englischsprachigen Bereich realisiert wird.

Für die Zukunft ist also anzustreben, daß links-
und rechtshändige sowie sprachliche Reaktionen auf tachistoskopisch sowie dichotisch präsentiertes Material untersucht bzw. hinsichtlich
Trefferzahl, Geschwindigkeit ausgewertet werden.

Wichtig ist die Analyse von nicht passenden Einzelfällen, „Ausnahmen". Eventuell ist in solchen
Fällen nach Rücksprache mit dem Auftraggeber
die Untersuchung in stationärem Rahmen ab-
zuwickeln bzw. eine zweite ambulante Untersuchung zu veranlassen. Für solche erweiterten
Untersuchungen kommen z. B. Patienten mit ungewöhnlichen Lateralitätsverhältnissen in Frage.
Solche ungewöhnlichen Lateralitätsverhältnisse
sind u. a. gelegentlich bei Patienten mit angeborenen Gefäßmißbildungen zu registrieren

(Fall 4)). Nach eigenen Beobachtungen kommen
sie auch vor bei Patienten mit einseitigen akustischen bzw. visuellen Wahrnehmungsstörungen.
In solchen Fällen ist eine umfassende neuropsychologische Untersuchung erforderlich, zusätzlich eine genauere Prüfung der akustischen bzw.
optischen Wahrnehmung. Dabei ist noch einmal darauf hinzuweisen, daß die genaue Untersuchung von akustischer und optischer Wahrnehmung zum traditionellen Bereich der allgemeinen Psychologie gehört. Eine Zusammenarbeit zwischen Psychologen und Neurologen
wird immer dann sinnvoll sein, wenn beide ihr
Handwerkszeug beherrschen, Einzelfälle gemeinsam analysieren und fachspezifisch-dogma-
tische Fixierungen meiden.

9. Fallsammlung

Die folgende Auflistung bezieht sich auf die aus Hirnleistungsstörungen resultierenden Invaliditäten bzw. Teilinvaliditäten. Zunächst werden Standardfälle, dann Sonderfälle präsentiert. Abgesehen von hier nicht zu erörternden Ausnahmefällen sind die Invaliditätsgrade in 10er Schritten zuzuordnen. Die Wahl von 5er Schritten würde eine Genauigkeit der Beurteilung vortäuschen, die derzeit nicht erreichbar ist (siehe hierzu auch die Schlußbemerkung). Die in Fall 1, Fall 2 bzw. Fall 3 resultierende Invalidität beträgt 10 %, 20 % bzw. 30 %. Aus der Zahl läßt sich also jeweils der Prozentsatz der Invalidität ableiten. Mehrere einem Invaliditätsgrad zuzuordnende Fälle werden fortlaufend mit a), b), usw. gekennzeichnet. Überwiegend wurde der dargestellte psychologische Basissatz eingesetzt, vereinzelt (insbesondere in Gutachten älteren Datums) wurden aber auch andere Tests angewandt.

9.1 Standardfälle

Fall 1

Weiblich, 39 Jahre alt. Arbeitsunfall 2/98. Gutachten für Berufsgenossenschaft. Untersuchung 12/99.

Von chirurgischer Seite ist ein Polytrauma mit schweren Verletzungen im Bereich des Beckens, der unteren Extremitäten, einer Skalpierung rechts mit Oberlidbeteiligung dokumentiert. Am Unfalltag soll ein CCT erfolgt sein, welches eine kleine Kontusionsblutung frontal (betroffene Seite nicht mitgeteilt) ergeben habe. Eine Kontrolle diesbezüglich sei nicht erfolgt. Hier gibt die Untersuchte an, sie könne sich selber nicht an das Unfallereignis erinnern. Sie sei als Pkw-Fahrerin auf dem Arbeitsweg gewesen. Die Erinnerung setze ungefähr 150 Meter vor dem Unfallort aus. Nach Fremdangaben sei sie gegen einen Baum geprallt. Während des Transportes in das Krankenhaus sei sie noch einmal kurz wieder zu sich gekommen. Lückenlos setze die Erinnerung ein bis zwei Wochen nach dem Unfall ein. Verblieben seien häufige rechtsseitige Stirnkopfschmerzen, das Namensgedächtnis habe gelitten. Hauptproblem seien die chirurgischen Unfallfolgen der unteren Körperhälfte, Schmerzen im Becken, in den Beinen, vor allem rechts. Sie habe auch ein taubes Gefühl rechts über der Außenseite des Oberschenkels, dem medialen Fußrücken. Die Arbeit habe sie in der Folge nicht wieder aufgenommen. Ihr Allgemeinbefinden sei schlecht. Die erwähnten Schmerzen der unteren Körperhälfte stünden im Vordergrund. Sie erhalte eine Zeitrente von der LVA. Sie wisse noch nicht recht, wie es weitergehen solle, ob sie es vielleicht wieder mit beruflicher Tätigkeit versuchen oder einen Antrag auf Rentenverlängerung stellen solle.

Zur früheren Vorgeschichte: Sie habe den Hauptschulabschluß, sei eine durchschnittliche Schülerin ohne besondere Stärken und Schwächen gewesen, habe im kaufmännischen Bereich gearbeitet, zum Zeitpunkt des Unfalls ein halbes Jahr der Ausbildung zur Altenpflegerin hinter sich gehabt. Wegen bis dahin guter Leistungen sei der Rest des Ausbildungsjahres erlassen worden. Hiervon habe sie aber nicht profitiert, da sie ja das zweite Ausbildungsjahr wegen ihrer Beschwerden gar nicht mehr habe antreten können.

Im Alter von 30 Jahren habe sie einmal das Bewußtsein verloren, ein halbes Jahr später noch einmal. Es sei die Rede von einer Epilepsie gewesen. Beide Bewußtseinsverluste seien in zeitlichem Zusammenhang mit dem morgendlichen Erwachen aufgetreten. Es sei ein CCT veranlaßt worden, ihres Wissens ohne pathologisches Ergebnis. Einstellung von nervenärztlicher Seite auf Tegretal, die Dosis sei schrittweise reduziert worden auf derzeit einmal 200 mg täglich. Sie sei jetzt nur noch in hausärztlicher Behandlung.

Befunde: Angabe verminderter Berührungsempfindung über der rechten Stirn, rechts ovalförmig über der Vorderaußenseite des Oberschenkels, über dem medialen Fußrücken einschließlich der ersten und zweiten Zehe. Im EEG Alphatyp, der relativ hohe Anteil von Thetawellen in den frontalen und basalen Ableitungen ist nicht als pathologisch einzustufen. Im Gespräch keine pathologischen Auffälligkeiten.

Psychologische Tests: NK 6, WF 23, BK 6, VM 6. Im dichotischen Hörtest 21 Linksohrtreffer, 41 Rechtsohrtreffer. Unauffällige Zeichnung einer menschlichen Figur. Trail Making Test, Teil A in 30 Sekunden bewältigt. Kreisversion in 10 Sekunden bewältigt.

Testbeurteilung: Leichtgradig pathologisch ist die Reduktion von NK, das Rechtsohrdefizit und die Reduktion der Gesamttrefferzahl im dichotischen Hörtest.

Gesamtbeurteilung: Funktionell belanglose Gefühlsstörungen im Versorgungsgebiet des ersten Trigeminusastes rechts, des N. cutaneus femoris lateralis und von distalen Peronaeusanteilen rechts. Mitgeteilte Kopfschmerzen, mitgeteilte leichtgradige Gedächtnisprobleme. Hinsichtlich der testmäßig faßbaren leichtgradigen Teilleistungsstörungen (ausschließlich im sprachlichen Bereich) bleibt offen, inwieweit ein älterer Hirnschaden - der eventuell auch zu epileptischen Anfällen disponiert - ursächlich wirksam sein kann. Zur weiteren Abklärung wäre ein Kernspin Schädel geeignet. Zum Vergleich wären die vor ungefähr 10 Jahren sowie am Unfalltag erfolgten CCT-Aufnahmen heranzuziehen. Der Untersuchten wird empfohlen, ein Kernspin Schädel auf kassenärztlicher Grundlage zu veranlassen. Nach aktuellem Kenntnisstand sind als Unfallfolgen ein leichtgradiges pseudoneurasthenes Syndrom mit gelegentlichen Kopfschmerzen, die erwähnten funktionell belanglosen bzw. nicht meßbaren Gefühlsstörungen anzuerkennen. Zusätzlich ist vermutlich ein Teil der leicht-

gradigen testmäßigen Normabweichungen Unfallfolge. MdE 10 % (basierend ausschließlich auf cerebralen Unfallfolgen). Sollten sich aus dem vorgeschlagenen Kernspin Schädel wesentliche neue Gesichtspunkte ergeben, so sind die Aufnahmen vorzulegen, eventuell weitere psychologische Untersuchungen durchzuführen. Bei normalem Kernspin Schädel bzw. fehlendem Hinweis auf die abgelaufene frontale Kontusionsblutung sind eventuell nachfolgende cerebrale Beschwerden, erneute Anfälle u. ä. nicht mit ausreichender Wahrscheinlichkeit auf den Unfall zurückzuführen, weitere gutachterliche Untersuchungen sind dann nicht sinnvoll. Andererseits wird sich auch ein Wegfall der aktuellen MdE (10 %) nicht ausreichend wahrscheinlich machen lassen. Eine routinemäßige Kontrolle ist also nicht sinnvoll. Besondere Maßnahmen wegen neurologischer Unfallfolgen sind nicht nötig. Allein aus den neurologischen Unfallfolgen hätte eine Arbeitsunfähigkeit von maximal 3 Monaten resultiert, derzeit stehen offensichtlich chirurgische Unfallfolgen der unteren Körperhälfte im Vordergrund.

Fall 1a

Männlich, 34 Jahre alt. Unfall 9/96. Gutachten für Berufsgenossenschaft. Untersuchung 3/98.

Laut chirurgisch-durchgangsärztlichem Bericht über die Erstuntersuchung bei Aufnahme desorientiert, Patient habe sich nicht an das Unfallereignis erinnern können. Genauer Unfallzeitpunkt nicht mitgeteilt. Platzwunde linke Augenbraue, klaffende Wunde der rechten Brust, tiefe Wunden am rechten Oberarm proximal-ventral und proximal-medial. Röntgenologisch Lungenkontusionsherd rechtsbasal, Oberarmschaftfraktur rechts in Schaftmitte. Verlegung in Kreiskrankenhaus. Dortiger Aufenthalt fünf Wochen, davon 18 Tage intensivmedizinisch. Aus der Lungenkontusion habe sich ein Hämatothorax rechts entwickelt. Behandlung durch Drainage. Operative Versorgung der Oberarmfraktur nach 17 Tagen.

Es liegt ein konsiliarneurologischer Bericht über die Untersuchung 14 Tage nach dem Unfall vor.

Hiernach „völlig desorientiert auch zu Alter und Geburtsdatum, konfabuliert, szenische Halluzinose, Durchgangssyndrom". Es ist von einer Radialisläsion rechts die Rede, betroffene Muskelfunktionen werden nicht mitgeteilt. Vom gleichen Untersucher liegt ein Bericht über eine Untersuchung weitere zwei Wochen später vor. Hiernach Rückbildung der Radialisläsion, statt dessen sei jetzt eine Läsion des rechten N. musculocutaneus anzunehmen, hierfür spreche die fehlende Auslösbarkeit des Bicepssehnenreflexes, eine verminderter Schmerz- und Berührungsempfindung im Versorgungsgebiet des N. cutaneus antebrachii radialis. Patient sei bewußtseinsklar und orientiert, er klage über Konzentrations- und Gedächtnisstörungen. Es handele sich um ein hyperästhetisch-emotionelles Syndrom, also um eine hirnorganische psychische Störung.

15 Tage nach dem Unfall erfolgte ein Schädel-CT ohne Kontrastmittel. Laut radiologischem Bericht Flüssigkeitsspiegel in der linken Kieferhöhle, in der rechten Keilbeinhöhle, leichte Erweiterung der inneren Liquorräume. Eine 2,5×3 cm große, scharf begrenzte liquordichte Zone links infratentoriell sei als Arachnoidalzyste zu werten.

Kontrolluntersuchung von anderer nervenärztlicher Seite 8 Wochen nach dem Unfall. Hiernach Erinnerungslücke von 10 bis 14 Tagen. Leichte Streckschwäche im rechten Handgelenk, in den rechten Fingergrundgelenken. Psychische Auffälligkeiten seien nicht faßbar, eine blande organische Hirnschädigung sei aber nicht auszuschließen.

Aufenthalt in einer Augenklinik Ende Oktober, Anfang November 96. Als Diagnosen werden angegeben: Zustand nach perforierender Verletzung linkes Auge, Candidaendophthalmitis. Behandlung mit Cerclage, Vitrektomie, intravitrealer Medikamentenapplikation. Bei Aufnahme Visus rechts 0,7, links 1/30, bei Entlassung rechts 0,7, links 0,1. Bei einer postoperativen Narkoseuntersuchung sternförmige Verziehungen der Macula mit epiretinaler Gliose, diskreten Pigmentverschiebungen. Weiterführung der antimykotischen Behandlung oral erforderlich.

Dezember 96 chirurgische Begutachtung. Als Unfallfolgen werden mitgeteilt: Verschmächtigung des re Oberarmes durch Muskelschädigung mit Kraftminderung, Verkalkung der Weichteile im Oberarmbruchbereich rechts, endgradige Bewegungseinschränkung in Schulter- und Ellengelenk rechts, Stufenbildung rechtes Schlüsselbein nach Schlüsselbeinbruch in der Schlüsselbeinmitte. Die chirurgische MdE sei mit 20 % einzuschätzen. Die Sehminderung links sei von augenärztlicher Seite zu begutachten. Internistische Begutachtung wegen der Lungenkontusionsfolgen bei Beschwerdefreiheit, intaktem klinischen Befund nicht erforderlich. Auch ein neurologisches Zusatzgutachten sei bei nahezu kompletter Rückbildung der Radialisläsion entbehrlich, Restschäden durch „das Schädel-Hirn-Trauma I. Grades" seien nicht zu verzeichnen.

Januar 97 augenärztliche Begutachtung. Als Unfallfolgen am linken Auge werden u. a. aufgeführt: Zustand nach durchbohrender Verletzung des Augapfels mit nachfolgender Pilzinfektion des Glaskörpers, Zustand nach Glaskörperausschneidung und Umschnürungsoperation, zentrale Netzhautnarbe, Hornhautnarbe, starker Verlust an Sehschärfe, Verlust des räumlichen Sehvermögens, beginnender sekundärer Wundstar. Augenärztliche MdE 20 %.

Nervenärztliche Begutachtung 2/97. Hiernach minimale Restschwäche des rechten Radialisnerven, keine hirnorganischen Ausfälle. Auch anamnestisch kein Anhalt für Hirnleistungsstörung. Vorgeschichte und Befunde sprächen aber für eine kontusionelle Hirnschädigung mit nachfolgendem Durchgangssyndrom. Die MdE durch die Schädel-Hirn-Verletzung sei mit 15 % einzustufen. Die MdE durch die Radialisrestparese liege unter 10 %. Neurologische MdE für das erste Halbjahr nach dem Unfall mit 20 % einzustufen, mit einer Besserung sei zu rechnen.

Stationäre Begutachtung in neurologischer Rehabilitationsklinik 4/97. Vollständige Rückbildung der Radialisläsion. Es bestünden noch Zeichen eines leichten posttraumatischen Psychosyndroms mit geringen Beeinträchtigungen von Merkfähigkeit, Umstellung, Flexibilität. Resultierende MdE 10 % auf Dauer.

Im Rahmen des Gutachtens erfolgten Zusatzuntersuchungen, u. a. CCT. Beschrieben wird eine „frontale Rindenatrophie nach Kontusion". Wie schon auf den Voraufnahmen 9/96 erweiterte Seitenventrikel, der beschriebene infratentorielle Befund wird als „kleiner Defekt des Kleinhirns" gewertet. Es erfolgte auch eine testpsychologische Zusatzuntersuchung durch eine anerkannte und erfahrene, in der Rehabilitationsklinik tätige Psychologin. Bei der Anamneseerhebung sei die Stimmungslage auffällig heiter gewesen. Der Patient habe zunächst angegeben, er sei mit seiner aktuellen Lebenssituation zufrieden. Im weiteren Gespräch habe er aber zugegeben, daß er den vorzeitigen Abbruch seines Studiums bedaure. Er habe neben dem Studium gejobt. Deshalb sei ihm nur wenig Zeit zum Lernen geblieben. Zusätzlich habe er unter Versagensängsten gelitten. Er habe nicht durch die Prüfung fallen wollen, sich deshalb nicht zum Ablegen der Prüfung durchringen können. Manchmal spiele er mit dem Gedanken, das Studium wieder aufzunehmen. Derzeit arbeite er im väterlichen Betrieb, den der jüngere Bruder übernommen habe. Trotz gelegentlicher Meinungsunterschiede sei er mit der Arbeit zufrieden. Patient habe über eine leichte Beeinträchtigung der Merkfähigkeit berichtet. Bei früher automatisierten Arbeitsabläufen müsse er jetzt kurz nachdenken, um Fehler zu vermeiden. Er tue sich mitunter schwer mit dem Aussuchen von Werkzeugteilen, mit der Entscheidung über die Reihenfolge von zu erledigenden Arbeiten. Grobe Fehler seien ihm aber bisher nicht unterlaufen. Er sei im Betrieb auch nie darauf angesprochen worden, daß sich seine Leistung nach dem Unfall verschlechtert habe. Mitarbeit bei der testpsychologischen Untersuchung gut, zügiges Arbeitstempo. Es seien folgende Tests durchgeführt worden: Der Mehrfachwahl-Wortschatztest (MWT-A), Teile des Wilde-Intelligenz-Tests, der Auditory-Verbal-Learning-Test (AVLT) zur Einschätzung der kurzfristigen auditiven Merkfähigkeit, das Diagnostikum für Cerebralschädigung (DCS) zur Überprüfung der visuell-figuralen Merkfähigkeit und Lernleistung. Schließlich seien noch der Trail Making Test, der d2-Test und die Form A des Revisionstests zur

Einschätzung von Tempo, Aufmerksamkeit und Konzentration erfolgt. Die Leistungen seien durchschnittlich bis überdurchschnittlich gewesen. Die vom Patienten beklagten Einschränkungen spiegelten sich also nicht in den Testergebnissen wieder.

Hier gibt Patient an, er könne sich noch daran erinnern, daß er am Unfalltag mit dem Lkw losgefahren sei. Zwei bis drei Stunden später sei der Unfall abgelaufen, an diesen Zeitraum könne er sich nicht erinnern. Die Erinnerung setze schätzungsweise drei Wochen nach dem Unfall wieder ein.

Die Arbeit habe er 3 1/2 Monate nach dem Unfall wieder aufgenommen. Merk- und Lernfähigkeit seien beeinträchtigt. Er habe z. B. einen Sägeautomaten zu bedienen. Die Bedienungsvorschrift habe er schon mehrfach gelesen, bei erneuter Bedienung des Automaten müsse er immer wieder hierauf zurückgreifen. Vor dem Unfall habe er das Gelernte besser speichern können. Sein Namensgedächtnis habe sich verschlechtert. Ihm seien z. B. die Namen mehrerer Blumen entfallen. Zur Zeit der Baumblüte könne er die Blüten nicht sicher bestimmten Bäumen zuordnen. Er wohne bei seiner 58jährigen Mutter, komme gut mit ihr aus. Sie meine, er sei seit dem Unfall ängstlicher, reizbarer geworden. Er könne dies nur wiedergeben, selber habe er diese Veränderungen nicht an sich wahrgenommen. Im linken Auge habe er oft ein Fremdkörpergefühl, als ob dort eine Blase hin und her wandere. Die Sehschärfe des linken Auges sei erheblich herabgesetzt, nach seiner Kenntnis auf 15 %.

Hinsichtlich seiner sozialen Kontakte, Interessen habe sich nichts geändert. Er habe einige gute Freunde, mit denen er sich gelegentlich treffe. Eine feste Partnerin habe er nicht. Wie schon früher lese er gern, höre gern Musik, interessiere sich für Pflanzen.

Zur früheren Vorgeschichte: Er habe Abitur, nach dem Abitur Jura studiert. Das Studium habe er einige Wochen vor dem fälligen Staatsexamen abgebrochen. Einen Grund könne er nicht angeben. Er sei dann im Betrieb seines Vaters tätig geworden. Es handele sich um einen mittelstän-

dischen Betrieb, der Landmaschinen zur Boden-
bearbeitung produziere. Die Produktion habe
Vorrang, daneben fielen noch Wartungsarbeiten,
Reparaturarbeiten an. Er sei in allen Bereichen
tätig, auch in der Auslieferung, fahre oft einen
großen Lkw (7,5 t).

Mit seinem Vater sei er gut ausgekommen. Dieser sei 4 Monate vor dem Unfall gestorben. Der
Betrieb sei vom jüngeren Bruder übernommen
worden. Dieser sei auf die Übernahme des Be-
triebes hin ausgebildet worden. Mit dem Bruder
komme er zurecht. Hinsichtlich seiner beruflichen Zukunft sei er sich noch nicht schlüssig.
Vielleicht werde er am derzeitigen Arbeitsplatz
verbleiben. Er denke aber auch daran, das Jurastudium zu Ende zu bringen, daneben Wirtschaft
zu studieren.

Befunde: Abgesehen von den Veränderungen
am linken Auge keine neurologischen Auffälligkeiten, keine Reste einer Radialisparese. Psychische Funktionsstörungen werden im Gespräch
nicht deutlich. Auffällig ist nur der unbekümmert wirkende Bericht über die abgelaufenen
Ereignisse. Von einer Testuntersuchung wird abgesehen, u. a. im Hinblick auf die vorausgegan-
gene Testung – welche ja keine pathologischen
Ergebnisse gebracht hatte.

Gesamtbeurteilung: Patient ist in desorientier-
tem Zustand aufgenommen worden, zwei Wochen später bzw. drei Tage nach Ende der künst-
lichen Beatmung wurde von neurologischer
Seite ein Durchgangssyndrom mit Konfabulatio-
nen, szenischen Halluzinationen mitgeteilt. Ein
Alkoholabusus ist nicht bekannt, ein Entzugsde-
lir ist also unwahrscheinlich (dies auch im Hinblick auf den schon bei der Aufnahme bestehenden desorientierten Zustand). Unter Annahme
einer Hirnkontusion sind die Angaben der Mutter
aus zweiter Hand hinsichtlich vermehrter Reizbarkeit, die Angaben des Untersuchten selbst
hinsichtlich leichter Beeinträchtigung von Merk-
und Lernfähigkeit plausibel. Die Beeinträchtigungen von Merk- und Lernfähigkeit haben kein
testmäßiges Korrelat, was bei einer überdurchschnittlichen Intelligenz (wie hier gegeben)
häufig vorkommt. Die resultierende MdE ist weiter, voraussichtlich auf Dauer, mit 10 % einzu-

stufen. Der fehlende Nachweis von testpsychologischen Störungen spricht nicht gegen die getroffene Einschätzung.

Die Gesamt-MdE war von chirurgischer Seite
einzuschätzen. Gelegentlich ist bei Schädel-Hirn-
Traumen die Gesamt-MdE von neurologischer
Seite einzuschätzen. Falls es bei der chirurgischen MdE (20 %) verblieben wäre, hätte ich
(unter zusätzlicher Berücksichtigung der augenärztlichen MdE von 20 %) die Gesamt-MdE mit
40 % eingeschätzt. Die endgültige Gesamt-MdE
wäre dann von chirurgischen und augenärztlichen Verlaufsuntersuchungen abhängig zu
machen, eine erneute nervenärztliche Begutachtung ist nicht nötig.

Anmerkungen: Es handelt sich um einen ko-
operativen, eher dissimulierenden Patienten. Insofern sind seine Angaben und Testleistungen
unmittelbar zu verwerten. Schwierig wird die
Sache bei Aggravation bzw. tendenziöser Produktion von schlechten Testleistungen. Bei jeder
Hirnkontusion können Leistungsstörungen in
der Größenordnung von 20 % auftreten, so daß
ein Erreichen dieses (rentenberechtigenden)
Grades durch Aggravation realistisch ist. Um so
näher wird der Patient dem Ziel gelangen, wenn
er sich literaturmäßig hinsichtlich typischer
anamnestischer Angaben, typischer Teststörun-
gen informiert.

Wegen der radiologischen Mitteilungen ist auch
noch an die Möglichkeit einer vorbestehenden
Hirnschädigung zu denken. Die CCT-Aufnahmen
9/69 und 4/97 wurden besorgt und einem neuro-
radiologisch versierten Kollegen vorgelegt. Hiernach erweiterte Darstellung des mittelständigen
und symmetrischen Ventrikelsystems. Hinsichtlich der infratentoriellen Veränderung handele
es sich am ehesten um eine mittelständige Zyste
der hinteren Schädelgrube, die mit dem vierten
Ventrikel kommuniziere. Es könne sich um ein
Dandy-Walker-Syndrom handeln. Dem Patienten
wurde empfohlen, sich mit den Aufnahmen in
einer neurochirurgischen Ambulanz vorzustel-
len. Das eventuelle Dandy-Walker-Syndrom kann
nicht mit den neu nach dem Unfall geschilderten Beschwerden verknüpft werden, spielt vielleicht aber eine gewisse Rolle hinsichtlich der

leicht von der Norm abweichenden biographischen Entwicklung bis zum Unfall.

Fall 2

Männlich, 38 Jahre alt. Arbeitsunfall 4/98. Gutachten für die Berufsgenossenschaft. Untersuchung 1/00.

Wird mit Notarztwagen in ein Schwerpunktkrankenhaus eingeliefert. Laut Notarzt beim Abladen des Lkw mit dem Kopf unter eine aus 2,5 Meter Höhe von dem Lkw fallende schwere Holzkiste geraten. Beim Eintreffen des Notarztes habe Patient neben der Kiste am Boden gelegen. Er sei wach, ansprechbar gewesen, habe Schmerzen verneint. Sedierung, Intubation, Beatmung. Feststellung einer Impressionsfraktur über dem linken Auge, einer Skalpierungsverletzung am Hinterkopf. Bei der neurologischen Erstuntersuchung linke Lidspalte durch Monokelhämatom zugeschwollen. Linke Pupille etwas weiter als die rechte, nur schwach und träge auf Licht reagierend. Normale Pupillenreaktion rechts. Sonst regelrechter neurologischer Status. Im CCT multiple Frakturen der Stirnhöhle, der Orbita, der Keilbeinhöhle links, beider Kieferhöhlen. Ein Knochensplitter der äußeren linken Orbita habe den linken M. rectus lateralis erreicht. Dorsal des linken Canalis opticus, im Bereich des Eintritts des linken Sehnervens in den Schädelinnenraum, habe sich ein sehr kleines Hämatom dargestellt. „Darüber hinaus sah man eine traumatische Subarachnoidalblutung. Das Hirnparenchym zeigte eine linksseitige temporale Kontusion und ein beginnendes globales Ödem der linken Hemisphäre". Aufnahme auf die Intensivstation.

Die nächste konsiliar-neurologische Untersuchung ist drei Monate nach dem Unfall dokumentiert. Als Diagnose wird angegeben: Zustand nach Schädel-Hirn-Trauma mit posttraumatischer Amaurose links. Patient habe weiter bestehende Blindheit links, gelegentliche Kopfschmerzen angegeben, Konzentrations- und Gedächtnisstörungen verneint. Abgesehen von der amaurotischen Pupillenstarre links, aufgehobenem Visus links regelrechter Befund. Im EEG

Alphatyp, Normalbefund. Anhaltspunkte für bleibende Hirnfunktionsstörungen ergäben sich nicht. Die gelegentlichen Kopfschmerzen seien als normale Folge der kürzlichen Verletzung zu werten.

Nach einem weiteren halben Monat erfolgte ein CCT. Laut radiologischem Bericht Zustand nach Mittelgesichtsfraktur mit Beteiligung beider lateraler knöcherner Orbitagrenzen, geringer Stufenbildung bei Mehrfachfragmentfraktur. Verschattung der Ethmoidalzellen, des Sinus sphenoidalis links. Unfallfolgen am Gehirn seien nicht sichtbar.

Nach Durchsicht der Akte hielt ich es vom Verletzungstyp her für möglich, daß ein computertomographisch nicht erfaßter frontobasaler Substanzdefekt verblieben war, veranlaßte ein Kernspin Schädel, welches zehn Tage vor der Untersuchung erfolgte. Laut radiologischem Bericht „umschriebene Erweiterung des extracerebralen Liquorraumes temporopolar links ... darüber hinaus altersentsprechende Darstellung der intracraniellen Strukturen ... auffallend langstreckige Signalanhebung im linken N. opticus ... Schleimhautschwellung vor allem links in der Keilbeinhöhle sowie auch in den Siebbeinzellen links in der Stirnhöhle ... auch in den Kieferhöhlen ...". Ein frontobasaler Substanzdefekt stellte sich nicht dar.

Bei der hiesigen Untersuchung berichtet der Patient über nahezu tägliche Kopfschmerzen, er benötige fast täglich ein Gramm ASS. Er fühle sich schlapp, elend, vor allem morgens, leide unter einer Durchschlafstörung. Er leide auch unter Konzentrations- und Gedächtnisstörungen. Die Beweglichkeit der rechten Hand sei gelegentlich beeinträchtigt. Wegen der einseitigen Blindheit dürfe er seinen früheren Beruf als Kraftfahrer nicht mehr aufnehmen, sei fortlaufend arbeitslos.

Befunde: Visusverlust links, Erweiterung der linken Pupille mit mangelnder Lichtreaktion, Atrophie des linken Sehnerven. Atypische geringgradige motorische Störung im rechten Handbereich, sonst regelrechter neurologischer Status. Psychisch mittelgradige Minderung von Stim-

mung und Antrieb, leichtgradige Verlangsamung.
NK 7, WF 10, BK 5, VM 10. Im dichotischen Hörtest 23 Linksohrtreffer, 18 Rechtsohrtreffer. Trail
Making Test, Teil A in 45 Sekunden absolviert.
Kreisversion in 25 Sekunden absolviert. Zeichnung einer menschlichen Figur etwas unbeholfen, kindlich anmutend.

Beurteilung der Testergebnisse: Mittelgradig-
pathologische Reduktion von WF, dichotischer
Gesamttrefferzahl.

Gesamtbeurteilung: Zustand nach Sehnerven-
verletzung links mit resultierender Optikusatro-
phie, temporaler Hirnkontusion links. Bewertung der Optikusläsion von augenärztlicher
Seite vorzunehmen. Die schlechten Resultate in
zwei psychometrischen Tests können zum Teil
Folge der linkstemporalen Kontusion sein. Andererseits hat sich eine Depression vermutlich
u. a. in Zusammenhang mit den Unfallfolgen, den
unsicheren beruflichen Zukunftsaussichten entwickelt. Depressionen können geschwindigkeits-
abhängige Tests besonders stark betreffen. Gegen eine ausschließlich depressive Grundlage
der testpsychologischen Befunde spricht andererseits, daß ausschließlich sprachliche Tests betroffen sind (was zu dem linksseitigen Sitz der
temporalen Kontusion paßt). Als Folge der linkstemporalen Hirnkontusion sind belastungsab-
hängige Kopfschmerzen und leichtgradige kognitive Funktionsstörungen zu registrieren. MdE
20 %. Die aktuelle Depression mittleren Schweregrades ist teilweise mit dem Unfall, dessen sozialen Auswirkungen, fraglich auch unmittelbar mit
der linkstemporalen Hirnkontusion in Zusammenhang zu bringen. Eventuell vorgegebene
Dispositionen sind naturgemäß nicht ausreichend abzugrenzen. Es wird vorgeschlagen, die
aus der Depression resultierende MdE auch mit
20 % zu bewerten und für die Dauer eines Jahres
in dieser Höhe zu belassen.

Neurologische und psychiatrische MdE überlappen, die neurologisch-psychiatrische Gesamt-
MdE ist mit 30 % zu bewerten. Nachuntersuchung ist in einem Jahr zu empfehlen. Eine eventuell noch bestehende depressive Symptomatik
ist dann nicht mehr dem Unfall zuzuordnen –
die Abgrenzung von vorbestehenden Dispositio-

nen, Versorgungswünschen wird nicht mehr mit
ausreichender Wahrscheinlichkeit möglich sein.

Anmerkungen: Die Einstufung der MdE durch
die Hirnleistungsstörung mit 20 % mag man-
chem niedrig erscheinen. Die Schwierigkeit liegt
hier in der zumindest teilweise unfallabhängig
aufgetretenen Depression, die gesondert gewertet wird. Es wird angenommen, daß diese Depression die Testergebnisse teilweise beeinflußt
hat, daß diese ohne Depression ein pathologisches Ausmaß höchstens leichten Grades erreicht hätten. Bei Zweifelsfällen dieser Art spielt
der radiologische Befund eine wesentliche Rolle.
Beim Abwägen zwischen MdE 20 und 30 % gibt
hier den Ausschlag, daß kernspintomographisch
kein Substanzdefekt mehr nachweisbar ist. Für
eine private Unfallversicherung wäre auch die
nervenärztliche Gesamt-MdE nur mit 20 % zu bewerten gewesen, da der unfallabhängige Anteil
der Depression als „psychoreaktiv" gewertet
worden wäre. Es ist zwar möglich, daß bestimmte nicht-endogen anmutende Depressionen gehäuft bei Kontusionen z. B. temporaler Lokalisation vorkommen, diese Möglichkeit wird
sich aber in der Regel nicht ausreichend von
psychoreaktiven Faktoren abgrenzen lassen. Auf
das schwierige Problem der zumindest teilweise
unfallabhängigen Depressionen bzw. ihrer Behandlung soll hier nicht eingegangen werden.
Ich habe keine guten Erfahrungen mit der Behandlung psychischer Symptome zu Lasten der
Berufsgenossenschaft. Vermutlich spielt bei vielen Patienten mehr oder weniger bewußt eine
Rolle, daß die Besserung von psychischen Symptomen mit Geldentzug verknüpft sein kann.

Fall 2a

Männlich, 60 Jahre alt. Subarachnoidalblutung
3/99. Antrag auf Erwerbsunfähigkeitsrente. Gutachten für die BfA. Untersuchung 10/99.

Ein Krankenhausbericht über die Blutung, die
nachfolgende operative Behandlung ist nicht in
der Akte enthalten.

Stationäre Behandlung in einer Rehabilitationsklinik April/Mai 99. Vom Mai liegt ein neuropsychologischer Bericht aus der Klinik vor. Hier-

nach Aneurysmablutung der A. cerebelli inferior posterior („PICA") in den vierten Ventrikel, die Operation sei drei Tage später erfolgt. In der Rehabilitationsklinik neuropsychologisches Funktionstraining 4- bis 5mal wöchentlich, im letzten Drittel des einmonatigen Aufenthaltes 3mal wöchentlich. Angestrebt worden sei eine Steigerung des mittelfristigen Gedächtnisses, eine Verbesserung der Arbeitsspeicherleistung. Zunächst hätten deutliche Einschränkungen der räumlichen Analyse im Vordergrund gestanden. Patient habe versucht, die vorgegebenen Aufgaben probierend zu lösen. Er habe dann zunehmend Hilfen von außen übernehmen, schließlich strukturierte Lösungen anbieten können. Stabilisierung der Arbeitsspeicherleistung erst allmählich auf durchschnittlichem Niveau. Beobachtung eines verzögerten Lernaufbaus bei nicht sinnhaft zusammenhängender Information. Hinweise auf Mängel der initialen Aufmerksamkeitszuwendung. Abruf unsicher, zunehmend mit Verlängerung des Zeitintervalls zwischen Lernen und Abruf. Aufnahme und Reproduktion von sinnvollen Texten (z. B. Kurzgeschichten) ohne größere Probleme. Die Wiedergabe sei eher knapp, nüchtern erfolgt. Sorgfalts- und Kontrollaufgaben, kleinere (vermutlich dem beruflichen Anforderungsprofil des Patienten entsprechende) Planungsaufgaben seien problemlos bewältigt worden.

6/99 ambulant-nervenärztliche Untersuchung. Patient habe über Gedächtnis- und Konzentrationsstörungen, allgemeine Schlappheit berichtet. Absinken und subjektives Schweregefühl im Armhalteversuch rechts. Ungerichtetes Schwanken beim Rombergversuch. Deutliche Einschränkung der hirnorganisches Leistungsfähigkeit mit Weitschweifigkeit, Umständlichkeit, erschwerter Auffassung und Umstellung, depressiver Verstimmung. Als Folge der Subarachnoidalblutung bestehe weiter ein hirnorganisches Psychosyndrom, eine dezente Hemisymptomatik rechts. Patient sei als erwerbsunfähig einzustufen.

Von Ende Juni 99 liegt ein kardiologischer Bericht vor. Hiernach bekannte Wirbelsäulenbeschwerden, Bluthochdruck, medikamentöse Einstellung des Bluthochdrucks.

Hier gibt der Patient an, die 88jährige Mutter leide unter Bluthochdruck. Der Vater sei 72jährig an Herzversagen gestorben. Er selber habe die mittlere Reife, eine Ausbildung zum Bautechniker, sei bis 77 in der freien Wirtschaft tätig gewesen. Ab 78 im kommunalen Bereich tätig, zuletzt beim Autobahnneubauamt. Verheiratet, ein erwachsenes Kind, die familiären Verhältnisse seien harmonisch.

Die Subarachnoidalblutung habe sich mit heftigen Kopfschmerzen manifestiert, er sei benommen gewesen. Einige Tage nach Feststellung der Blutung sei er operiert worden. Das Aneurysma sei ausgeschaltet worden. Gedächtnis, Konzentration seien fortlaufend beeinträchtigt. Er fühle sich etwas unsicher auf den Beinen. Unter Belastungen spüre er Kopfschmerzen. Er nehme das erwähnte Mittel gegen Bluthochdruck. Er sei nicht mehr belastbar, rege sich rascher auf als früher. Sein Schlafbedürfnis sei gesteigert. Er sei fortlaufend krankgeschrieben. Den Antrag auf stationäre Rehabilitation habe er gestellt, weil dies seine Krankenkasse gewünscht habe. Im Grunde halte er sich für erwerbsunfähig. Er habe auch Sorge, daß es zu irgendwelchen Komplikationen kommen werde, wenn er sich wieder belaste.

Befunde: Regelrechter neurologischer Status. Im EEG frequenzlabile Grundaktivität mit Schwerpunkten im Alpha- und Betabereich, kein pathologischer Befund. Im Gespräch zeitliche Datierungen zum Teil etwas unscharf, pauschal. Auffassung und Umstellung zögernd bis zeitgerecht. Stimmung und Antrieb wirken leicht gesenkt. NK 7, WF 21, BK 4, VM 5. Trail Making Test, Teil A in 70 Sekunden absolviert. Kreisversion in 30 Sekunden absolviert. Zeichnung einer menschlichen Figur grob schematisierend mit kreisförmigem Kopf, Halbkreisen als Augenbrauen, Kreisen als Augen, länglichem Trapez als Nase, strichförmigem Mund, umrißartiger Darstellung von Rumpf, Armen und Beinen. Dabei wird der Rumpf mittels durchgezogener Linien von den Armen abgetrennt, strichförmig wird ein Gürtel angedeutet. Die Füße werden umrißartig dargestellt, die Hände fehlen.

Testbeurteilung: BK, VM, Trail Making Test, Kreisversion leichtgradig pathologisch, Figurenzeichnung im Grenzbereich.

Gesamtbeurteilung: Auszugehen ist von einem pseudoneurasthenen Syndrom, leichtgradigen kognitiven Funktionsstörungen nach Blutung aus einem Aneurysma der linken A. cerebelli posterior inferior. Es ist nicht dokumentiert, inwieweit die Blutung cerebrale Strukturen erfaßt hat. Zu berücksichtigen ist auch der medikamentös behandelte Bluthochdruck. Patient ist nicht zur Wiederaufnahme einer beruflichen Tätigkeit motiviert, befürchtet offensichtlich irgendwelche Kreislaufkomplikationen in Zusammenhang mit erneuter Belastung. Invalidität durch Hirnleistungsstörungen (pseudoneurasthenes Syndrom und kognitive Funktionsstörungen einschließend) 20 %. Gesamtinvalidität unter Berücksichtigung von Bluthochdruck, psychoreaktivem Syndrom 50 %. Unter gemeinsamer Berücksichtigung der cerebralen Situation, des Bluthochdrucks, des Alters, der Motivationslage ist Erwerbsunfähigkeit anzunehmen. Patient wird bei Wiederaufnahme der Arbeit am Rande seiner Kapazität sein, immer wieder in Zeitdruck, Anspannung geraten. Hieraus können Gefährdungen (eventuell auf dem Umweg über situative Blutdrucksteigerung) resultieren.

Fall 2b

Weiblich, 39 Jahre alt. Gutachten für das Versorgungsamt. Untersuchung 3/00.

Sommer 96 vereinzelte anfallsartige Zuckungen und Mißempfindungen im rechten Mundwinkel und Arm. Radiologisch Feststellung einer cavernösen Gefäßmißbildung links präcentral. Neurochirurgische Entfernung 08.10.98. Am 28.10. Verlegung in ein Rehabilitationskrankenhaus. Dortiger Aufenthalt bis 18.11.98. Laut Bericht Besserung der Parese, keine neuropsychologischen Funktionsstörungen. Es bestehe noch eine reduzierte psychophysische Belastbarkeit, ein leichtgradiges motorisches Defizit rechts brachiofacial. Patientin sei halbschichtig arbeitsfähig. Rückgewinn von vollschichtigem Leistungsvermögen sei innerhalb eines Jahres zu erwarten.

Hier gibt die Patientin zur früheren Vorgeschichte an, sie habe Abitur, ein Jurastudium absolviert, zeitweilig als selbständige Rechtsanwältin gearbeitet, dann sei sie in der Rechtsabteilung einer Vermögensverwaltung tätig gewesen. Sie sei verheiratet, seit 3 Jahren Hausfrau, habe zwei Kinder. Nach der Operation hätten zunächst schwere Lähmungserscheinungen der rechtsseitigen Gliedmaßen bestanden, auch die Artikulation sei erheblich beeinträchtigt gewesen. Diese Störungen hätten sich gebessert, seien aber noch nicht vollständig verschwunden. Sie sei nicht mehr so belastbar wie früher, müsse sich rascher hinlegen.

Befunde: Deutliche Facialismundastschwäche rechts. Im Extremitätenbereich Muskeleigenreflexe gering rechtsbetont. Handbetonte Halbseitenschwäche rechts. Aktiver Bewegungsumfang nicht eingeschränkt. Grobe Kraft gering vermindert. Deutliche Minderung von Tempo und Zielsicherheit der Bewegungen. Beim Gehen wird das rechte Bein nachgezogen, der rechte Arm nur gering mitbewegt. Hüpfen auf dem rechten Bein unmöglich. Durchgehende Hypästhesie der rechten Körperhälfte, am stärksten in der Hand ausgeprägt. In die Hand geschriebene Zahlen wie z. B. 4, 3 werden aber erkannt. Im EEG frequenzlabile Grundaktivität mit Schwerpunkt im Alphabereich, vielen steileren Abläufen, z. T. an spikes erinnernd. Gelegentliche Vermehrung von Thetawellen und steileren Abläufen links zentral und temporal. Affektiver Ausdruck kontrolliert, etwas gedämpft. Wirkt durchgehend etwas angestrengt und matt. Sprachverständnis und Wortfindung intakt. Sprachfluß, Artikulation im Gegensatz zur Selbstwahrnehmung der Untersuchten nicht erkenntlich beeinträchtigt. Diktatschreiben intakt. NK 10, WF 32, BK 10, VM 10. Im 6 × 6-Bilder-Test 10 Bilder in der richtigen Folge problemlos gelernt. Innerhalb einer Minute wird dann eine menschliche Figur normal gezeichnet. Anschließend kann Patientin alle zuvor zehn präsentierten Bilder aus dem Gedächtnis nachzeigen.

Im dichotischen Hörtest werden 72 Linksohrtreffer, 84 Rechtsohrtreffer erzielt. Trail Making Test, Teil A in 25 Sekunden, Kreisversion in 18 Sekunden absolviert.

Beurteilung: Leichte bis mittlere Störungen der zentralen Motorik rechts, mit einem Behinderungsgrad von 40 %, einzustufen. Zusätzlich pseudoneurasthenes Syndrom bzw. leichte Hirnleistungsstörung, Behinderungsgrad 20 %. Gesamt-Behinderungsgrad 60 %.

Kommentar: Die Einschätzung des pseudoneurasthenen Syndroms ist hier weitgehend Ermessenssache. Das Syndrom erscheint nach Vorgeschichte und unmittelbarem Aspekt plausibel. Die psychometrischen Kurztests fallen durchgehend normal aus. In Frage gekommen wäre auch eine Einschätzung in der Höhe von 10 oder 15 %. In Fällen der vorliegenden Art ist der unmittelbare Eindruck entscheidend, der sich kaum ausreichend verbalisieren läßt. Die partielle Lähmung der rechten Hand kann sich ungünstig auf Tests auswirken, die einen Einsatz der Hand erfordern – wie z.B. Trail Making Test. Im vorliegenden Fall wirkt sich die Lähmung offensichtlich nur gering aus. Ein offenes Problem ist die Zusammenstellung psychologischer Basissätze bei Patienten mit schwerer Lähmung der rechten Hand. Vermutlich müssen für solche Patienten Untersuchungssätze entwickelt werden, die u.a. rasche sprachliche Reaktionen auf visuelles Material erfordern. Noch komplizierter wird die Situation bei Patienten mit gewichtiger Aphasie und gewichtiger Handlähmung rechts. Bei diesen Patienten wird man sich vorläufig mit einer orientierenden Verhaltensbeobachtung, zeichnerischen Darstellungen mit der linken Hand, dem dichotischen Hörtest begnügen müssen – für die Zukunft sind Verfahren zu entwickeln, die z.B. die Geschwindigkeit und Qualität linkshändiger Reaktionen auf visuelles und/ oder akustisches Material erfassen.

Fall 3

Männlich, 23 Jahre alt. Dienstunfall 4/94. Gutachten für private Unfallversicherung. Untersuchung 4/96.

Notfallsmäßige Aufnahme in Schwerpunktkrankenhaus. Laut dortigem Bericht auf dem Heimweg von der Dienststelle mit dem Pkw von der Straße abgekommen, der Wagen sei in einen Gra-

ben geraten, gegen eine Betonplatte geprallt. Laut notärztlicher Auskunft sei Patient eingeklemmt, am Unfallort ansprechbar gewesen. Intubation, dabei Blutaspiration. In der Klinik Feststellung u. a. von Densfraktur ohne Luxation, instabiler Berstungsfraktur des fünften LWK, Oberarmschaftfraktur rechts, Frakturen im Bereich von Oberschenkel und Fußwurzel links, Lungenkontusion mit Blutaspiration, von Mittelgesichtsfrakturen mit Oberkieferdefektfraktur, Kieferköpfchenfraktur beidseits. Therapeutisch primäre Tracheotomie, operative Versorgung der Frakturen. Einige Stunden nach der Aufnahme CCT, Darstellung von ca. 0,6 cm breiten Hygromsäumen beidseits frontal. Fünf Tage später Darstellung von Hygromsäumen frontobasal und temporopolar beidseits, 0,8 cm breit, keine Darstellung eines Hirnsubstanzdefektes. Intensivmedizinische Versorgung, deutliche Erholung im Zeitraum dritter bis fünfter Tag nach dem Unfall. Patient sei unter milder Analgosedierung ansprechbar geworden, habe alle Anforderungen ohne Umweg befolgt. Konsiliar-neurologische Untersuchungen hätten motorische und sensible Störungen im Versorgungsgebiet des rechten Ulnarisnerven sowie eine Fußheberschwäche beidseits (auf Wurzelläsion L5 zurückgeführt) ergeben.

Nervenärztlich-gutachterliche Untersuchung 20 Monate nach dem Unfall für die private Unfallversicherung. Patient sei zu dem Zeitpunkt des Unfalls als Berufssoldat tätig gewesen, sein Arbeitsplatz sei im Büro, selten im Außendienst gewesen. Seit dem Unfall sei er fortlaufend krankgeschrieben. Er habe eine stationäre Rehabilitation in einer orthopädischen Klinik hinter sich, diese habe er 17$\frac{1}{2}$ Monate nach dem Unfall angetreten. Laut dortigem Bericht sei Patient Linkshänder, wirke noch etwas verlangsamt. Er leide unter Bewegungseinschränkungen im HWS- und Kieferbereich, unter einer kompletten Fallhand rechts, einer Streckminderung der Zehen rechts, Gefühlsstörungen im ersten bis dritten Finger rechts, im Dermatom L5 rechts.

In dem Bericht aus der orthopädischen Klinik werde auch der Bescheid des Wehrbereichsgebührnisamtes 13 Monate nach dem Unfall zitiert: Hiernach liege u.a. ein Schädel-Hirn-Trauma I. Grades vor.

Patient selbst habe mitgeteilt, er wisse noch, daß er mit dem Wagen unterwegs gewesen sei. Plötzlich setze seine Erinnerung aus, er sei erst zwei Wochen später im Krankenhaus wieder zu sich gekommen. Derzeit leide er noch unter gelegentlichen Schmerzen im der rechten Schädelhälfte, im Kreuz und rechten Bein. Die Füße könne er noch nicht richtig hochziehen. Einen Arbeitsversuch mit halbierter Stundenzahl habe er 11 Monate nach dem Unfall gestartet, eine Woche später aufgeben müssen. Die Angaben des Untersuchten zum Grund des Scheiterns seien nicht ergiebig gewesen.

An Befunden werden mitgeteilt: Anosmie beidseits, Lasegue rechts 85° positiv, Hypästhesie über der Streckseite des rechten Daumens, Gefühlsstörung L5 rechts. Antriebsverhalten deutlich gemindert, intentionaler Bogen abgeflacht, deutliche Interessenverarmung, subeuphorische Dissimulationsneigung. Im Mehrfachwahl-Wortschatztest IQ 110, „mäßiges Defizit" im KAI.

In der Beurteilung wird ausgeführt, es liege ein leichtes frontales Hirnsyndrom vor. Mit an Sicherheit grenzender Wahrscheinlichkeit seien dauerhafte, meßbare Beeinträchtigungen geistigseelischer Art auszuschließen. Das gleiche gelte für die Residuen der Radialisläsion rechts, das L5-Syndrom rechts. Der gegenwärtige Grad der Berufsunfähigkeit als Stabsdienstsoldat sei mit 30 % einzuschätzen. Dieser bestehe seit etwa zwei Monaten, werde vermutlich noch weitere sechs Monate anhalten. Der Untersuchte werde nach dem nervenärztlichen Befund spätestens nach weiteren zwei Monaten wieder seinen Beruf ausüben können. Schwere körperliche Tätigkeiten, Zwangshaltungen, übermäßiger Lärm, Nässe, Temperaturschwankungen, Schichtdienst seien zu vermeiden. Im übrigen sei auf das orthopädische Hauptgutachten zu verweisen.

Hier gibt der Untersuchte im wesentlichen die gleichen Beschwerden an wie im Rahmen des nervenärztlichen Vorgutachtens. Zusätzlich berichtet er auf gezielte Fragen über Beeinträchtigungen von Konzentration, Merkfähigkeit, allgemeiner Belastbarkeit. Mit der Mutter wird telefonisch Kontakt aufgenommen. Diese berichtet über seit dem Unfall neu aufgetretene Vergeßlichkeit, gelegentliche Formulierungsprobleme, Verlangsamung. Nicht beeinträchtigt seien Sozialverhalten, Takt, Kritikfähigkeit.

Befunde: Anosmie beidseits, Hypästhesie rechts streckseitig über dem ersten bis dritten Finger, über dem distalen Drittel der Unterschenkelvorderaußenseite, dem medialen Fußrücken einschließlich erster und zweiter Zehe. Rechts endgradig positiver Lasegue, leichtgradige Zehenheberschwäche. Psychisch etwas affektarm, wenig redefreudig, gelegentlich fehlt die treffende Formulierung. Antrieb leicht gemindert, Auffassung und Umstellung leicht verzögert, Denkablauf etwas unflexibel. Im Raven-Test wird ein weit überdurchschnittliches Resultat erzielt (Prozentrang 95). Im Recurring-figures-Test nach Kimura deutlich unterdurchschnittliches Resultat (Prozentrang 13).

Gesamtbeurteilung: Zustand nach schwerem Schädel-Hirn-Trauma. Die angeblich vom Wehrbereichsgebührnisamt getroffene Einstufung „Schädel-Hirn-Trauma I. Grades" trifft nicht zu. Hiergegen sprechen relativ lange Dauer der Erinnerungslücke (auch wenn diese zum Teil medikamentös verursacht worden sein kann), die computertomographisch dargestellten Hygromsäume frontal und temporal beidseits, die Anosmie. Vermutlich ist eine frontobasale und temporopolare Hirnkontusion abgelaufen, die sich computertomographisch nicht in Form eines Substanzdefektes darstellte. Eine fehlende Darstellung entsprechend lokalisierter Kontusionen im CCT ist geläufig. Zur weiteren Abklärung wäre ein Kernspintomogramm geeignet. Im vorliegenden gutachterlichen Rahmen ist aber auch ohne Kernspintomogramm mit ausreichender Wahrscheinlichkeit von einer Hirnkontusion auszugehen. Als Folgen sind Beeinträchtigungen von Spontaneität, allgemeiner Belastbarkeit, Merkfähigkeit verblieben. Invalidität 30 %. Die aus der Anosmie resultierende Invalidität ist mit 5 % einzustufen. Zusätzlich Restzeichen einer Wurzelläsion L5 rechts mit leichtgradigen sensiblen und motorischen Störungen, leichtgradigen belastungsabhängigen Schmerzen. Invalidität 10 %. Gesamte neurologische Invalidität 40 %. Sensibilitätsstörungen im rechten Handbereich als Restsymptom der abgelaufenen Radialisparese aufzufassen, keine meßbare Invalidität. Ausführungen des nervenärztlichen Vorgutachters zur Prognose zu optimistisch. Eine gewisse Besserung der Störungen ist längerfristig denkbar. Ein Absinken der cerebralen Unfallfolgen unter 20 % ist unwahrscheinlich, auch ein Absinken der Wurzelläsionsfolgen auf Null ist unwahrscheinlich. An der Anosmie wird sich nichts mehr ändern. Von therapeutischen Maßnahmen ist kein Einfluß auf die neurologischen Unfallfolgen zu erwarten. Versuche der beruflichen Wiedereingliederung sind zu unterstützen.

Anmerkung: Aus hier nicht zu erörternden Gründen wurden die lumbalen Wurzelsymptome nicht nach der Gliedertaxe bewertet, sondern im Rahmen der Gesamtinvalidität zugeordnet.

Erneute Untersuchung hier 3 Jahre und 9 Monate später, also 5 Jahre und 9 Monate nach dem Unfall, diesmal im Auftrag eines Versorgungsamtes. Das Gutachten soll Stellung nehmen zum Behinderungsgrad, insbesondere zur Frage, inwieweit eine wesentliche Änderung hinsichtlich der im Abhilfebescheid (3 Jahre, 3 Monate nach dem Unfall erfolgt) anerkannten Wehrdienstbeschädigungsfolgen eingetreten ist.

Patient gibt an, er absolviere derzeit eine Ausbildung zum Finanzbeamten, habe 2 1/2 Jahre hinter sich. In einem halben Jahr werde die Ausbildung beendet sein. Gut zurecht komme er in den Fächern Steuern und Bilanzen, Probleme habe er mit der Abgabenordnung. Seine Auffassung sei im Vergleich zur Zeit vor dem Unfall, zu den Leistungen seiner Klassenkameraden deutlich beeinträchtigt. Er überlege oft noch, was dies oder jenes zu bedeuten habe, dann werde der Unterrichtsstoff schon weiterentwickelt, so daß er nur mit Mühe folgen könne. Er habe auch Schwierigkeiten mit dem Behalten, oft sei der Lernstoff schon nach ein bis zwei Tagen entfallen. Er müsse den Lernstoff häufiger wiederholen, sich häufiger einprägen als die anderen. Wenn er mehr als drei Sachen einkaufe, schreibe er sich dies vorher auf. Termine merke er sich

mit Hilfe seines Handys bzw. dem darin enthaltenen „Notizbuch". Er sei wohl insgesamt etwas langsamer als früher.

In seinem sozialen Kontaktverhalten habe sich nicht viel geändert. Er sei immer eher zurückhaltend gewesen, habe nicht leicht Bekanntschaften bzw. Freundschaften geschlossen. Er habe eine Freundin, die einige Jahre jünger sei, zur Zeit eine Ausbildung zur Zahnarzthelferin absolviere. Er lebe weiterhin bei seiner Mutter, komme gut mit ihr aus. Er leide unter gelegentlichen Schmerzen im Nacken, unter vielfältigen Gefühlsstörungen, u. a. im Bereich der rechten Hand, des rechten Unterschenkels.

Wieder wird die Mutter angerufen. Diese teilt mit, der Sohn sei langsamer als vor dem Unfall, sein Gedächtnis sei schlechter, er könne sich nur mühsam etwas merken. Gelegentlich lache er ohne ersichtlichen Grund – dies sei früher nicht so gewesen. Insgesamt sei sein Verhalten aber im wesentlichen einfühlbar.

Befunde: Endgradige Bewegungseinschränkungen im HWS-Bereich, der Außenrotation des rechten Armes, leichtgradige Zehenheberschwäche rechts (wobei die Großzehe besonders betroffen ist), Hypästhesie rechts streckseitig über dem ersten bis dritten Finger sowie über dem distalen Drittel der Vorderaußenseite des Unterschenkels, dem medialen Fußrücken einschließlich der ersten und zweiten Zehe. Kieferöffnung leicht eingeschränkt. Riechvermögen aufgehoben. Im Gespräch fallen leichte Beeinträchtigungen von Antrieb, Spontaneität, Tempo auf. Mit üblicher Methode ermittelte NK beträgt 6. Die Folge von sieben Worten wird 5mal hintereinander verfehlt – dabei ist aber eine Annäherung an die korrekte Lösung deutlich – entsprechend erfolgt ausnahmsweise eine sechste Präsentation: Mit korrektem Ergebnis. Die Folge von acht Worten wird im vierten Anlauf bewältigt. Die Folge von neun Worten wird 5mal hintereinander verfehlt, dabei verschlechtert sich das Ergebnis mit wiederholter Präsentation, der Untersuchte wirkt jetzt deutlich überfordert. NK beträgt also acht Worte. WF 15, BK 6, VM 8. Im dichotischen Hörtest 38 Linksohrtreffer, 29 Rechtsohrtreffer, also 67 Gesamttreffer. Trail

Making Test, Teil A in 65, Kreisversion in 45 Sekunden bewältigt. Figurenzeichnen: Kopf ovalförmig gestaltet, mit wellenförmig aufgesetzten Haaren, kreisförmigen Augen, einer strichförmigen Nase, einem strichförmigem Mund. Dargestellt werden die Konturen von Hals, Armen einschließlich Händen, Rumpf, Beinen einschließlich Füßen. Die Finger werden dargestellt, nicht aber die Zehen. Keine Binnendifferenzierung von Extremitäten und Rumpf.

Testauswertung: Leichtgradig-pathologische Resultate hinsichtlich der Gesamttrefferzahl im dichotischen Hörtest, Trail Making Test, grenzwertige Resultate hinsichtlich WF und Figurenzeichnen.

Gesamtbeurteilung: Zustand nach (wohl überwiegend frontal zu lokalisierender) Hirnkontusion mit leicht- bis mittelgradiger Leistungsstörung. Behinderungsgrad 30 %. Anosmie mit 5 % zu bewerten. Summe der zusätzlich vorliegenden leichtgradigen Beeinträchtigungen (eingeschränkte Kieferöffnung, endgradig eingeschränkte HWS-Beweglichkeit, Gefühlsstörung im rechten Handbereich als Folge einer Radialisläsion, leichte sensomotorische Störungen im rechten Unterschenkel-Fußbereich als Folge einer L5-Läsion) im Ermessensraum 15–20 % einzustufen. Gesamt-Behinderungsgrad weiter 50 %. Mit einer wesentlichen Änderung ist nicht mehr zu rechnen.

Anmerkung: Das bei der Voruntersuchung empfohlene Kernspintomogramm war in der Zwischenzeit nicht erfolgt. Im Falle eines nachgewiesenen frontalen Hirnsubstanzdefektes würden noch weitere psychologische Tests, u. a. Sortieraufgaben, Rechenaufgaben, in Frage kommen. Die Mutter wurde telefonisch darauf hingewiesen, daß endgültige Klärung erst nach Durchführung des Kernspin möglich ist – der Untersuchte selber wird dies eventuell wegen eines gewissen Mangels an Antrieb, Initiative unterlassen.

Fall 3a

Männlich, 54 Jahre alt. Unfall 6/92. Gutachten für die Berufsgenossenschaft. Untersuchung 3/95.

Es liegt ein nervenärztliches Vorgutachten vor, in welchem die Aktenlage bis 6/94 dokumentiert ist. Hiernach Hirnkontusion, deren Folgen für das ersten Unfalljahr mit 40 %, für das zweite Unfalljahr mit 30 % einzuschätzen seien. Diese Einschätzung sei auch für den Dauerrentenbescheid zu übernehmen. Eine Nachbegutachtung sei zum Ende des dritten Unfalljahres festgelegt. Voraussichtlich werde die MdE dann nur noch 20 % betragen. Die computertomographisch festgestellte, auf Unfallfolgen zurückgeführte Hirnatrophie sei bei der Einschätzung berücksichtigt. Nicht berücksichtigt sei der Verlust des Riechvermögens, zu empfehlen sei HNO-ärztliche Begutachtung. Im Dauerrentenbescheid wird als neurologische Unfallfolge aufgeführt: Verminderte Hirnleistung nach Hirnprellung.

Von 11/94 liegt ein HNO-Gutachten vor, hiernach kompletter Geruchsausfall, MdE 10 %.

Hier gibt der Patient an, an den Unfall könne er sich nicht erinnern. Nach dem Unfall sei er schätzungsweise ein bis zwei Wochen bewußtlos gewesen. Inzwischen habe er die Arbeit in seiner alten Firma wieder aufgenommen, komme dabei zurecht. Gelegentlich spüre er Schmerzen über den Rippen rechts. Die Frage nach gelegentlichem Kopfschmerz, gelegentlichem Schwindel sei zu bejahen. Hauptproblem sei das Gedächtnis. Er vergesse rasch etwas. Er habe z. B. den Inhalt von irgendwelchen Gesprächen oft schon nach kurzer Zeit vergessen. Bei der Arbeit komme es vor, daß er vergessen habe, ob er dies oder jenes erledigt habe. Er sei ängstlich geworden. Bei der Arbeit habe er Angst, dies oder jenes falsch zu machen. Er habe Angst vor dem Alleinsein.

Zur früheren Vorgeschichte: Er habe die Volksschule besucht, sei einmal wegen Rechtschreibproblemen hängen geblieben. Nach der siebten Klasse sei er abgegangen. Er habe Maler gelernt, sei bei der Ausbildung zurecht gekommen, habe keine größeren Schwierigkeiten in der Berufsschule gehabt. Über Jahre habe er im erlernten Beruf gearbeitet. Er sei fortlaufend in einem chemischen Betrieb tätig. Der Betrieb habe sich umgestellt, die Betriebshandwerker seien entlassen worden. Er sei in dem Betrieb verblieben, habe nicht mehr als Maler gearbeitet, statt dessen in der Produktion. Er arbeite in der Produktion von Entdröhnungsmitteln bzw. Schalldämpfern. Diese Arbeit habe er nach dem Unfall wieder aufgenommen.

Die begleitende Ehefrau wird nach Abschluß der Untersuchung hereingebeten. Sie gibt an, ihr Mann sei ängstlich geworden, halte sich nur noch ungern längere Zeit allein auf, meide längere Strecken mit dem Auto, vor allem unbekannte Strecken. Er gehe früher ins Bett als vor dem Unfall, sei nicht mehr so belastbar. Er sei vergeßlich geworden. Einkäufe erledige er nur noch, wenn er vorher alles aufgeschrieben habe. Auch vor dem Unfall habe er sich manches aufgeschrieben, in vergleichsweise geringem Umfang.

Zu den Ereignissen unmittelbar nach dem Unfall: Zunächst sei er bewußtlos gewesen, eine Unterhaltung sei erst nach neun oder zehn Tagen wieder möglich gewesen. Zunächst sei er dann noch durcheinander gewesen. Insgesamt sei in den ersten Monaten eine deutliche Besserung eingetreten, dann sei die Sache aber nicht mehr so richtig vorangegangen.

Befunde: Wirkt vorgealtert. Kaffeegeruch weder auf dem linken noch auf dem rechten Nasenloch wahrgenommen. Gezielte Frage nach Geschmacksstörungen verneint. Bewegungsablauf etwas zögernd, ausreichend sicher. Im übrigen regelrechter neurologischer Status. Im EEG unregelmäßige Grundaktivität mit Schwerpunkten im Alpha- und Betabereich, vereinzelter Einlagerung von Thetawellen. Gelegentliche Vermehrung von Thetawellen und steileren Abläufen rechtstemporal. Keine Krampfpotentiale. Unter Hyperventilation wird die Grundaktivität regelmäßiger, es herrscht jetzt Betaaktivität vor. Bewußtseinsklar, orientiert. Wirkt durchgehend etwas schwunglos und langsam. Sprachlicher Ausdruck einfach, gelegentlich fehlt die treffende Formulierung. Wenig spontan, äußert sich überwiegend nur auf gezielte Fragen, dann recht knapp. Komplexere Sachverhalte nach vereinfachter Formulierung erfaßt. Auffassung und Umstellung leicht verzögert. Im Recurring-figures-Test nach Kimura extrem schlechtes Ergebnis,

Prozentrang 0. Im Untertest „Merkaufgaben" aus dem Intelligenzstrukturtest nach Amthauer (prüft das Erlernen und kurz- bis mittelfristige Behalten von sprachlichem Material) erheblich unterdurchschnittliches Ergebnis, Prozentrang 8. Aus dem Hamburg-Wechsler-Intelligenztest für Erwachsene werden die Untertests Allgemeines Wissen, Mosaiktest und Zahlensymboltest durchgeführt, es resultieren 12 bzw. 4 bzw. 5 Wertpunkte. Aus den Wertpunkten lassen sich Schätzungen der Prozentränge ableiten, es resultieren die Prozentränge 88 bzw. 2 bzw. 5.

Gesamtbeurteilung: Patient wirkt langsam, wenig spontan, die mitgeteilten Gedächtnisstörungen werden im Gespräch nicht deutlich. Die testpsychologische Untersuchung ergibt ein überdurchschnittliches Ergebnis in dem gegenüber Hirnschädigungen recht stabilen Untertest „Allgemeines Wissen", weit unter dem Durchschnitt liegende Ergebnisse in den gegenüber Hirnschädigungen empfindlichen Tests zur Überprüfung von Lernen und Gedächtnis im figuralen und sprachlichen Bereich, des räumlichen Vorstellungsvermögens und des psychomotorischen Tempos. Es ist weiter von einer verminderten Hirnleistung nach Hirnkontusion auszugehen. Hinsichtlich unfallunabhängiger Normabweichungen ist festzuhalten, daß der Untersuchte während der Schulzeit Schwierigkeiten mit der Rechtschreibung hatte, deshalb eine Klasse wiederholen mußte, in der Folge aber problemlos die Lehre zum Maler bewältigte und auch später beruflich zurecht kam. Die im nervenärztlichen Vorgutachten getroffenen Einschätzungen der MdE bis zum jetzigen Zeitpunkt erscheinen plausibel, nicht aber die in Aussicht gestellte Herunterstufung auf 20 %. Eine MdE von 30 % erscheint weiter angemessen, auch unter zusätzlicher Berücksichtigung der Riechstörung. Zu empfehlen Kontrolle des CCT u. a. zur Frage, inwieweit die mitgeteilte Erweiterung der Hirnkammern und der äußeren Liquorräume weiter zugenommen hat. Eventuelle Zusatzuntersuchungen – ob im kassenärztlichen Rahmen oder zu Lasten der Berufsgenossenschaft – sind vom radiologischen Befund abhängig zu machen. Bei unverändertem Befund ist die MdE zu belassen, keine gutachterliche Überprüfung mehr erforderlich. Therapeutische Versuche sind nicht sinnvoll.

Fall 4

Männlich, 58 Jahre alt. Unfall Mitte Juni 99. Gutachten für private Unfallversicherung. Untersuchung Mitte September 99.

Stationäre Aufnahme einen Tag nach dem Unfall, Verlegung in Rehabilitationsklinik 3½ Wochen nach dem Unfall. Laut Klinikbericht Treppensturz aus unersichtlichen Gründen, ein wesentlicher Alkoholeinfluß sei unwahrscheinlich. Patient sei nach Mitteilung der Angehörigen zunehmend durch Schläfrigkeit, verzögerte Ansprechbarkeit aufgefallen, deshalb wurde die stationäre Aufnahme veranlaßt. Bei der Erstuntersuchung Prellmarke frontal links, Kalottenklopfschmerz, altes Blut im Mund, HWS-Bewegungen schmerzhaft, Prellmarken mittlere BWS und obere LWS. Orientierung intakt, im übrigen keine näheren Angaben zu psychopathologischem und neurologischem Status. Computertomographisch Kontusionsblutungen temporal rechts und parietal links, ausgeprägtes Hemisphärenödem, schmales Subduralhämatom frontotemporal rechts, traumatische Subarachnoidalblutung, Kalottenfrakur temporoparietal links. Außerdem Feststellung einer Fraktur der zweiten Zehe rechts. Als unfallunabhängige Krankheiten werden aufgeführt: Koronare Herzkrankheit, Bluthochdruck, Hyperurikämie. Unter den therapeutischen Maßnahmen wird „Hirnleistungstraining" aufgeführt.

Aufenthalt in der Rehabilitationsklinik 7½ Wochen. Drei Tage vor der Entlassung wurde ein handschriftlicher Bericht an die Unfallversicherung geschickt. Hiernach intracerebrale Kontusionsblutung beidseits mit Hirnödem und Subduralhämatom, resultierendes hirnorganisches Psychosyndrom, Ataxie.

Hier gibt der Patient an, an den Unfall könne er sich nicht erinnern. Ihm fehle ein Zeitraum von vermutlich einigen Stunden vor dem Unfall. Er schätze, daß die Erinnerung ungefähr zwei Tage nach dem Unfall wieder einsetze. Er sei noch unsicher im Bewegungsablauf. Das Gedächtnis

habe nachgelassen. Er spüre auch gelegentlich Schwindel. Vor mehreren Tagen sei er aus der Rehabilitationsklinik entlassen worden, halte sich jetzt daheim auf, werde vom Hausarzt krankgeschrieben. Er nehme Beloc gegen Bluthochdruck. Im vorigen Jahr sei eine koronare Bypassoperation erfolgt.

Er habe Hauptschulabschluß, sei gelernter Maurer, habe seinen Meister gemacht. Zusammen mit einem Kompagnon und zwei Angestellten betreibe er eine kleine Baufirma. An Wiederaufnahme der Arbeit sei noch nicht zu denken, er traue sich nicht auf ein Gerüst. Vor dem Unfall sei er auf Gerüste gegangen.

Die Ehefrau gibt in Abwesenheit des Patienten an, ihr Mann sei die Treppe hinunter gestürzt, habe das Bewußtsein verloren. Man habe erst einige Tage später wieder mit ihm reden können. Das Gedächtnis sei zeitweilig erheblich beeinträchtigt gewesen, immer noch nicht wiederhergestellt. Er könne sich nur schlecht etwas merken. Er klage über Schwindel, Sehstörungen auf dem linken Auge. Er sei langsam, unsicher in den Bewegungen. Vor 12 Tagen sei er aus der Rehabilitationsklinik entlassen worden. Insgesamt sei er durch den Unfall erheblich beeinträchtigt, zuvor sei er trotz Bluthochdruck, Herzkrankheit noch belastbar gewesen.

Befunde: Im Extremitätenbereich mittelgradige Unsicherheit der Zeigeversuche, mittelgradige Beeinträchtigung der schnellen Bewegungsfolge. Mittelgradige Gangataxie. Im EEG unregelmäßige Grundaktivität mit Schwerpunkt im Betabereich, vereinzelter bis mäßiger Thetaeinlagerung, vereinzelter Alphaeinlagerung. Kein Herd, keine Krampfpotentiale. Gliederung der Vorgeschichte unübersichtlich, lückenhaftes Zeitgitter ab Unfalltag, Datierungen ab Unfalltag entsprechend unsicher. Konzentration schwankend, Rückgriff auf kurz zurückliegende Gesprächsinhalte mehrfach unsicher. Sprachlicher Ausdruck einfach, etwas unsicher, vereinzelt fehlt die treffende Formulierung. Mäßig verzögert in Auffassung und Umstellung. Denkablauf einfach, unflexibel, dem Konkreten verhaftet, nur eingeschränkt zur Verallgemeinerung, zur Bildung von abstrakten Zusammenhängen in der Lage. Die Erfassung des verbalen und visuellen Kurzzeitgedächtnisses erfolgt mit zwei seinerzeit erprobten, mittlerweile nicht mehr angewandten Kurztests. Eine Liste von sieben einsilbigen Worten wird einmal vorgelesen, Patient soll möglichst viele Worte nachsprechen (wobei die Reihenfolge nicht einzuhalten ist). Nach jeder Präsentation werden jeweils fünf Worte reproduziert, die Reihenfolge weicht dabei erheblich von der Präsentation ab. Zur analogen Prüfung des visuellen Kurzzeitgedächtnisses werden nacheinander sieben einfache Figuren (Kreuz, Sechseck, Trapez usw.) präsentiert. Nach der ersten Präsentation werden vier Formen korrekt, abweichend von der Reihenfolge, reproduziert, das gleiche Resultat wird nach der zweiten und dritten Präsentation erzielt. Die Ausgangsleistung ist jeweils als gering unterdurchschnittlich einzustufen, das Ausbleiben eines Lernzuwachses ist als pathologisch einzustufen. Anschließend soll der Patient nach entsprechender Instruktion möglichst viele Worte nennen, die ihm zu dem Stimuluswort „Adler" einfallen (siehe auch den Abschnitt über die Prüfungsverfahren auf Aphasie). Es werden nur drei Assoziationen geliefert, dieses Ergebnis ist als mittelgradig pathologisch einzustufen. Während der gesamten Untersuchung wirkt Patient freundlich, zugewandt, „naiv". Über die eigenen Einbußen wird relativ gleichmütig gesprochen. Die Stimmung erscheint flach-euphorisch. Antrieb in Mittellage. Mitarbeit bei der Untersuchung gleichmäßig, Aggravationstendenzen sind nicht erkennbar. Eine gewisse Tendenz zur Verdeutlichung ist statt dessen den Äußerungen, dem Ausdrucksverhalten der Ehefrau zu entnehmen – wohl aus Sorge, daß ihr Mann seine Ausfälle „nicht richtig" darstellt.

Patient bezieht ein Tagegeld, es geht jetzt nicht um Einschätzung der Invalidität, statt dessen um die Frage seiner Arbeitsfähigkeit. Er ist derzeit als arbeitsunfähig einzustufen. Er ist auch nicht in der Lage, eingeschränkt (z. B. aufsichtsführend) tätig zu werden. Wenn in den nächsten beiden Monaten keine wesentliche Besserung eintritt, ist allein wegen der Unfallfolgen (also unabhängig von den internen Grundleiden) Erwerbsunfähigkeit auf Dauer anzunehmen.

Die Nachuntersuchung erfolgt Mitte Februar 2000, also acht Monate nach dem Unfall. Patient gibt an, eine wesentliche Änderung sei nicht eingetreten. Er leide unter häufigen Kopfschmerzen, vor allem im Hinterkopf. Besonders unangenehm sei die Schwindel. Er könne nicht mehr auf Leitern steigen, es komme dann zu einem allgemeinen Gefühl der Unsicherheit, so daß er sich kaum noch auf den Beinen halten könne. Auch auf ebenem Boden spüre er oft Schwindel bzw. allgemeine Unsicherheit. Die Bewegungen seien unsicher. Er arbeite eine Stunde täglich in seinem Betrieb als Maurermeister, die Hauptarbeit erledigten sein Kompagnon und ein Geselle. Er beschränke sich auf leichtere Arbeiten, reiche zu usw.. Er schätze, daß seine geistigen Funktionen im wesentlichen intakt seien. Er sei in gelegentlicher Behandlung bei dem Chefarzt der zuerst zuständigen neurologischen Klinik, nehme regelmäßig 2 × 1 Phenhydan.

Die Ehefrau gibt an, ihr Mann sei weiterhin vergeßlich, langsam, nehme weniger Anteil an der Umgebung als früher. Im übrigen sei er umgänglich.

Befunde: Im Extremitätenbereich leicht- bis mittelgradige Ataxie der Zeigeversuche. Mittlere Gang- und Standataxie mit ungerichtetem Schwanken. Im EEG niedrigamplitudige Grundaktivität, viele Artefakte, vorherrschende Betaaktivität, kein Herd, keine Krampfpotentiale. Konzentration schwankend, mäßig verzögert in Auffassung und Umstellung. Gliederung der Vorgeschichte etwas unübersichtlich, wesentliche zeitliche Daten nur zum Teil präsent. Affekt einförmig, gut gelaunt. Antrieb, Spontaneität leicht gemindert. Sprachlicher Ausdruck einfach, gelegentlich fehlt die treffende Formulierung. Denkablauf einfach, formal geordnet. NK 8, WF 20, BK 6, VM 6. Im dichotischen Hörtest 57 Rechtsohrtreffer, 73 Linksohrtreffer. Trail Making Test, Teil A in 80 Sekunden, Kreisversion in 20 Sekunden absolviert. Die Zeichnung einer menschlichen Figur mutet etwas kindlich, krakelig an, die Finger werden strichförmig gezeichnet.

Testbeurteilung: Leichtgradig pathologisch sind das Rechtsohrdefizit im dichotischen Hörtest und die verzögerte Durchführung des Trail Making Tests. Grenzwertig sind VM und Figuren-zeichnung.

Gesamtbeurteilung: Pseudoneurasthenes Syndrom mit Kopfschmerz, Schwindel, allgemeinem Unsicherheitsgefühl. Neurologisch leicht- bis mittelgradige Ataxie. Psychopathologisch mäßige Beeinträchtigungen von Tempo, Konzentration, Gliederung der Vorgeschichte. Psychometrisch zum Teil durchschnittliche, zum Teil grenzwertige bzw. leichtgradig-pathologische Resultate. Bei der Bewertung ist von einer leicht- bis mittelgradigen Ataxie, einem leicht- bis mittelgradigen hirnorganischem Psychosyndrom nach schwerem Schädel-Hirn-Trauma auszugehen. Die Invalidität durch die Ataxie ist mit 30%, durch das Psychosyndrom mit 40% einzustufen. Die Gesamtinvalidität ist mit 60% einzustufen. Eine leichte Besserung der Unfallfolgen ist denkbar. Nach dem Verlauf der letzten Monate ist aber unwahrscheinlich, daß die Ataxie unter einen Invaliditätsgrad von 20%, das Psychosyndrom unter einen Invaliditätsgrad von 30% sinken wird. Unfallunabhängig sind weiterhin coronare Herzkrankheit, Bluthochdruck zu berücksichtigen. Es ist auch möglich, daß leichtgradige Hirndurchblutungsstörungen vorliegen, die das Beschwerdebild zusätzlich akzentuieren. Die Tätigkeit als selbständiger Maurermeister wird nicht mehr zu realisieren sein. Bestenfalls werden noch leichte Arbeiten mit überdurchschnittlichen Pausen drei bis vier Stunden täglich in Frage kommen.

Anmerkung: Der Unfallversicherung wurde eine Invalidität von 30% für das Psychosyndrom mitgeteilt, diese Einschätzung erscheint nicht mehr angemessen. Zu solchen Schwankungen der eigenen Beurteilung siehe „Schlußbemerkung". Das pathologische Ergebnis im Trail Making Test kann teilweise Folge der Ataxie bzw. der beeinträchtigten manuellen Ausführung sein – die Einschätzung des Psychosyndroms bleibt hierdurch unberührt.

Fall 4a

Männlich, zum Zeitpunkt der Erstvorstellung Mai 94 42 Jahre alt. Präsentiert zunächst keine Unterlagen, berichtet über Betreuung durch eine neurologische Hochschulklinik. Wiedervorstellung Februar 95, legt jetzt den Bericht aus der neurologischen Klinikabteilung über dortigen Aufenthalt Dezember 94 vor. Hiernach in den letzten beiden Jahren drei generalisierte Krampfanfälle. Zum zweiten Krampfanfall gebe es Augenzeugen, Patient habe am ganzen Körper gezuckt, sei anschließend nur langsam wieder zu sich gekommen. Er habe am Steuer eines Lkw gesessen, einen Schaden an fünf Pkw verursacht. Kernspintomographisch und angiographisch sei eine Gefäßmißbildung nahe dem rechten Hippocampus festgestellt worden. Ein Embolisationsversuch Frühjahr 94 sei abgebrochen worden. Während des Aufenthaltes Dezember 94 erneuter Embolisationsversuch, dieser sei erfolgreich verlaufen. Der Hauptzufluß der Gefäßmißbildung, die rechte A. choroidea posterior lateralis, sei ausgeschaltet worden. Antikonvulsive Einstellung auf 1½-1-1½ Zentropil. Die Tätigkeit als Kraftfahrer komme nicht mehr in Frage.

Hier berichtet Patient über ein gelegentliches Taubheitsgefühl in der linken Wange, eine halbe Stunde anhaltend. Er gibt einen Nikotinkonsum von 30 bis 40 Zigaretten an, sein Bluthochdruck sei problemlos auf ein Medikament eingestellt. Neurologischer Status regelrecht. Wie auch schon bei der Erstvorstellung Mai 94 gedämpftes Ausdrucksverhalten, etwas schwunglos-gehemmter Aspekt. Im EEG entsprechend Vorableitung Alphagrundrhythmus, einige steilere Abläufe temporobasal beidseits, zum Teil an spikes, zum Teil an sharp waves erinnernd.

Erneute stationäre Behandlung 4/95. Bei der neurologischen Untersuchung sei eine leichte Hypomimie aufgefallen. Angiographisch sei ein verbliebener Zufluß der rechten A. choroidea posterior lateralis dargestellt worden. Bei korrekt liegender Mikrokatheterlage sei ein hyperselektiver WADA-Test mit 40 mg Amytal erfolgt. Hierunter deutliche Störung beim Rückwärtszählen, Aufmerksamkeitsstörungen, Mißempfindungen in der linken Gesichtshälfte, „absolute Erinnerungslücke für die zweite Einprägungsphase. Bei dem positiven hyperselektiven WADA-Test erschien deshalb die Fortführung der transarteriellen Embolisation zu risikoreich". Neuvorstellung empfohlen, in Frage komme eine transvenöse Embolisation mit Platinspiralen.

Wiedervorstellung Mai 95. Berichtet über ein kürzliches Gespräch mit dem zuständigen Neuroradiologen, dieser habe von weiteren Eingriffen (auch operativer Art) abgeraten. Unter der Zentropil-Medikation sei es zu Koordinationsstörungen gekommen. Diese sind bei der neurologischen Untersuchung nicht deutlich, werden andererseits nachdrücklich geschildert (er fühle sich beim Gehen wie betrunken, unsicher auf den Beinen). Die anfängliche Einstellung auf Carbamazepin sei wegen Unverträglichkeit (Halslymphknotenschwellung) abgebrochen worden. Einleitung eines Austausches von Zentropil gegen Valproinsäure.

Patient klagt auch über erhebliche Gedächtnisstörungen seit der Embolisierung Dezember 94, diese werden recht uncharakteristisch geschildert, nicht konkretisiert.

Im weiteren Verlauf Rentenantrag bei der LVA, nach dessen Ablehnung Auseinandersetzung vor dem Sozialgericht. Zunächst Anerkennung von Berufsunfähigkeit, im weiteren Verlauf auch von Erwerbsunfähigkeit. Bericht in uncharakteristischer Form über Schwindelanfälle, im Rahmen eines solchen Schwindelanfalles Oktober 97 Treppensturz mit Frakturen der siebten bis zehnten Rippe, Ausrißfraktur des rechten lateralen Schenkelhalses, mehreren Prellungen, Riß-Quetsch-Wunde der linken Augenbraue und der linken Elle.

Im weiteren Verlauf berichtet Patient wieder in unbestimmter Form über gelegentliche Schwindelattacken mit Unsicherheitsgefühl, Augenschwärze, Benommenheit. Unter 3 × 300 mg Valproinsäure keine Anfälle mit Bewußtseinsverlust, statt dessen ein bis zweimal monatlich Mißempfindungen und Zuckungen links in Gesicht und Hand, maximal drei Minuten anhaltend.

Februar 2000 erneute Begutachtung für die LVA von anderer nervenärztlicher Seite, hiesige Befunde sollen mitgegeben werden. Hier erfolgt die derzeit übliche testpsychologische Basis-

untersuchung: NK 6, WF 7 (drei Wiederholungen werden nicht gezählt), BK 3, VM 6. Im dichotischen Hörtest 39 Rechtsohrtreffer, 62 Linksohrtreffer. Trail Making Test, Teil A in 58 Sekunden, Kreisversion in 42 Sekunden absolviert. Zeichnung einer menschlichen Figur etwas unbeholfen mit strichförmigen Fingern, ovalförmigen Füßen. Ergänzend wird noch der verbale Lerntest von Sturm und Willmes durchgeführt, der aus der Auszählung richtiger und falscher Lösungen resultierende Differenzwert entspricht einem Prozentrang 25.

Testbeurteilung: Mittelgradig-pathologische Ergebnisse hinsichtlich BK, WF, leichtgradig-pathologische Ergebnisse hinsichtlich NK, Rechtsohrdefizit und Gesamttrefferzahl im dichotischen Hörtest, Kreisversion. Erheblich unterdurchschnittliche (aber nicht pathologische) Ergebnisse hinsichtlich Trail Making Test, Figurenzeichnen, knapp durchschnittliches Resultat im verbalen Lerntest.

Gesamtbeurteilung: Invalidität durch Hirnleistungsstörungen 40 %, durch die fokalen epileptischen Anfälle 30 %. Gesamtinvalidität 60 %. In diesem Zusammenhang ist anzumerken, daß analog den Hirnleistungsstörungen die geläufige Einschätzung epileptischer Anfälle in Gutachtenbüchern zum Teil erheblich überhöht ist - wohl auch im Sinne einer Aufwertung des Gehirns bzw. Dämonisierung der Anfälle. Hinsichtlich der Schwindelzustände bleibt offen, ob diese zum Teil auch als hirnorganische Anfälle einzustufen sind. Für das Versorgungsamt wäre zusätzlich noch der medikamentös ausreichend eingestellte Bluthochdruck zu bewerten gewesen, eine Anhebung des Gesamtbehinderungsgrades über 60 % hinaus hätte sich nicht ergeben. Aus meiner Sicht war Gewährung der Berufsunfähigkeitsrente, nicht aber der Erwerbsunfähigkeitsrente angemessen. Natürlich ist dem Patienten die Erwerbsunfähigkeitsrente zu gönnen - er hätte ja auf dem Arbeitsmarkt keine Chance mehr gehabt, einen befriedigenden Arbeitsplatz zu erlangen. Das gleiche Schicksal hat aber z. B. der 50jährige Maurer mit stärkeren Restbeschwerden nach einem Bandscheibenvorfall. Solange ein Patient noch theoretisch leichte Arbeiten mit Einschränkungen voll-schichtig ausüben kann, steht ihm eine Erwerbs-unfähigkeitsrente nicht zu - unabhängig davon, ob ein entsprechender Arbeitsplatz real in der Wohnregion des Patienten existiert oder nicht.

Ergänzend ist noch auf Kernspinbefunde 9/95 und 9/99 hinzuweisen, jeweils mit Darstellung der hirnversorgenden Arterien: Sichtbar war je-weils ein Gefäßknäuel rechts temporomedial, Durchmesser 2,5–3,0 cm, mit einem zuführen-den Ast von der A. cerebri media, einem ab-führenden Ast zum Sinus rectus. In dieser Re-gion auch Darstellung von länglichen Zonen verminderter Dichte. Supratentoriell geringe Er-weiterung der äußeren Liquorräume. Kein Hin-weis auf Kleinhirnatrophie (z.B. als Folge der zeitweiligen Einnahme von Zentropil).

Auffallend ist bei dem rechtsseitigen Sitz von Gefäßmißbildung und Substanzdefekt, daß die relativ schlechtesten Werte für WF und BK, also im sprachlichen Bereich, gefunden werden. Bei üblichen Lateralitätsverhältnissen wäre ein Schwerpunkt der Ausfälle im visuellen Bereich zu erwarten gewesen. Solche „nicht-passenden" Lateralitätsverhältnisse kommen nach eigenen Beobachtungen gelegentlich bei angeborenen Gefäßmißbildungen vor. Von Interesse ist auch das ipsilaterale Rechtsohrdefizit. Damasio et al. (16) fanden ipsilaterale Defizite gehäuft bei Lä-sionen in unmittelbarer Nähe des Trigonum collaterale. Sie schlossen hieraus, daß die kom-missurale Verbindung zwischen den Hörzentren in unmittelbarer Nähe des Trigonum collaterale verläuft. Es erscheint aussichtsreich, weitere Hy-pothesen zum Verlauf der kommissuralen Bahn aus der Lokalisation ipsilateraler Störungen ab-zuleiten - dabei sollten aber zunächst schwere ipsilaterale Defizite herangezogen werden.

Am Rande: Die hiesigen Untersuchungsergeb-nisse wurden dem nervenärztlichen Gutachter nicht rechtzeitig zugestellt. Nervenärztliche Be-gutachtung und Bescheid erfolgten sehr rasch: Dem Patienten wurde mitgeteilt, daß ihm Er-werbsunfähigkeitsrente auf Dauer zugebilligt worden ist. Die eigenen Invaliditätseinschätzun-gen sind nur für den eigenen Gebrauch, zur eige-nen Orientierung gedacht. Grundsätzlich wer-den eigene Invaliditätseinschätzungen nur dann nach außen gegeben, wenn dies ausdrücklich gewünscht ist, also fast ausschließlich im gutach-terlichen Rahmen.

Fall 5

Männlich, 54 Jahre alt. Hier auf kassenärztlicher Grundlage betreut. Stellt Rentenantrag bei der LVA, die hiesigen im Zeitraum 5–10/99 erhobe-nen Untersuchungsergebnisse werden der LVA zugeschickt.

Als Binnenschiffer tätig. Ende Mai 98 Bewußt-seinsverlust, notfallmäßiger Transport in ein Schwerpunktkrankenhaus mit neurochirurgi-scher Abteilung. Kraniotomie Anfang Juni 98. Diagnose: Falxmeningiom. Stationäre Anschluß-heilbehandlung, von dort Anfang August 98 ent-lassen. Im Abstand von drei bis vier Wochen bis zu einer Minute anhaltende Sprachblockaden. Unter Carbamazepin allergisches Hautexanthem, Umstellung auf Valproinsäure. Vorläufige Tages-dosis 600 mg. Erstvorstellung hier Mai 99. Gibt an, er sei nach der Operation zunächst krankge-schrieben worden, jetzt arbeitslos. Er habe die Volksschule besucht, sei ein mittelmäßiger Schü-ler gewesen. Bei der Erstuntersuchung Kno-chendellen über der behaarten Frontalregion beidseits. Neurologischer Status regelrecht. Im EEG Alphatyp, viele Artefakte, vor allem im Bul-busbereich. Frontalregion nur eingeschränkt zu beurteilen. In den beurteilbaren Abschnitten kein Herd, keine Krampfpotentiale. Konzentra-tion intakt, Rückgriff auf kurz zurückliegende Gesprächsinhalte sicher. Auffassung und Umstel-lung bei einfachen Themen zeitgerecht. Denk-ablauf formal geordnet. Gliederung der Vorge-schichte unübersichtlich. Wesentliche zeitliche Daten sind aber präsent. Präsentiert sich durch-gehend unbekümmert, auch bei Besprechung der Zukunftsaussichten. Antrieb leicht reduziert. Überläßt dem Untersucher die Gesprächsfüh-rung, antwortet überwiegend nur auf gezielte Fragen. Sprachlicher Ausdruck einigermaßen sicher und flüssig.

Wirkt im weiteren Verlauf immer wieder ratlos bei Bewältigung von Problemen wie Krankschreibung, Rentenantrag, Korrespondenz. Ihm muß genau erklärt werden, welche Stelle er aufzusuchen hat, welche Schriftstücke er dabei vorzulegen hat. Er kann z. B. nicht realisieren, daß die LVA für den Rentenantrag, die Krankenkasse für das Krankengeld zuständig ist, bringt immer wieder alles mögliche durcheinander. Wirkt dabei durchgehend freundlich, verbindlich.

Im CCT 10.05.99 Substanzdefekt frontal beidseits, linksbetont, Durchmesser 4,5 cm. Betonung der inneren und äußeren Liquorräume, knöcherner Kalottendefekt frontal beidseits.

Unter Anhebung der Valproinsäure auf 3×300 mg treten die Sprachblockaden etwas seltener auf (durchschnittlich alle sechs Wochen einmal).

Bei mehrfachen Nachuntersuchung neurologischer und psychopathologischer Status unverändert. NK 9, WF 26, BK 3, VM 9. Im dichotischen Hörtest 68 Linksohrtreffer, 81 Rechtsohrtreffer. Trail Making Test, Teil A in 55 Sekunden, Kreisversion in 28 Sekunden absolviert. Die Zeichnung einer menschlichen Figur erfolgt recht elementenarm: Die Darstellung des Kopfes gelingt einigermaßen vollständig, Finger und Zehen werden angedeutet, im übrigen sind Rumpf und Extremitäten undifferenziert, nur in Umrissen dargestellt. Acht Assoziationen auf das Testwort „Adler", sechs Assoziationen auf das zusätzlich angebotene Testwort „weich". Die Assoziationen erfolgen durchgehend recht konkret-stereotyp, ohne Wechsel in Bereiche höherer Allgemeinheit bzw. Abstraktion. Normales Resultat im Farbe-Wort-Interferenztest von Bäumler, knapp durchschnittlicher Differenzwert im verbalen Lerntest von Sturm und Willmes (Prozentrang 19). Bei der Durchführung des Wisconsin Card Sorting Tests streckenweise hilflos anmutend, bewältigt nur einen von sechs Testdurchgängen erfolgreich. Hochgradige Verzögerungen bei verkürzten Versionen des Tests. Patient soll fortlaufend 13 von 100 abziehen, es resultiert: 100/87/ 77/74/51/38/25/12/0. Korrekt gerechnet werden $83 + 12, 41 + 18, 30 + 17, 6 \times 7, 7 \times 8$. Als falsche Lösungen sind zu verzeichnen: $9 \times 12 = 107$, $23 - 7 = 15, 36 - 9 = 25, 24 - 8 = 15, 11 \times 12 = 131$, $49 : 7 = 6$. Auf die Aufgaben $49 : 7$ bzw. $42 : 7$ werden jeweils mehrere falsche Lösungen präsentiert, bevor die richtige erreicht wird. Gibt zum Rechnen an, früher habe er hiermit keine wesentlichen Probleme gehabt.

Gesamtbeurteilung: Mittelschwere Hirnleistungsstörung, vor allem von der Verhaltensbeobachtung her faßbar. Hochgradig pathologisches Resultat im WCST, mittelgradig pathologische Ergebnisse hinsichtlich BK, Rechnen. Zusätzlich fokale Anfälle („speech arrest"). Invalidität durch Hirnleistungsstörung 50%, durch Anfallsleiden 30%, Gesamtinvalidität 70%. Berufstätigkeit bzw. entsprechende Vermittlung käme unter günstigen Umständen (mit Hilfe von Freunden, Bekannten o. ä.) in Frage, wird von dem derzeit streckenweise hilflos anmutenden, von jeher einzelgängerischen Patienten nicht zu realisieren sein.

Fall 6

Männlich, 36 Jahre alt. Unfall 10/95. Gutachten für die Berufsgenossenschaft. Es soll die MdE (bisher 70%) überprüft werden. Untersuchung 2/00.

Motorradunfall auf dem Arbeitsweg. Primär bewußtlos, Einlieferung in neurochirurgische Klinik. Computertomographisch Kontusionsblutung im linken Thalamus, mehrere Kontusionsherde in der rechten Großhirnhälfte. Versorgung mit Sedativa, Analgetika, Intubation, Beatmung. Verlegung auf auswärtige unfallchirurgische Intensivstation im Austausch gegen einen operationspflichtigen Patienten. Dort beidseits träge Lichtreaktion der Pupillen, schwache Reaktion auf Schmerzreize registriert. Patient sei wacher, 5 Tage nach dem Unfall vom Respirator entwöhnt worden. Weitere sechs Tage später Extubation. Verlegung in neurologische Klinik nach weiteren drei Tagen, also zwei Wochen nach dem Unfall. Nach dortigem Bericht Aufnahme in schläfriger Bewußtseinslage, Patient habe nicht auf Ansprache reagiert. Er habe keine Aufforderung befolgt, die Atmung sei vertieft, die Atemfrequenz gesteigert gewesen. Blickparese nach links. Hals und Kopf nach rechts geneigt. Im weiteren Verlauf sei eine Bulbusdivergenz mit Abduktionsfehlstellung rechts aufgefallen. Zentrale

Facialisparese links. Anfangs keine Sprachproduktion. Im weiteren Verlauf sei eine klare, weitgehend adäquate Artikulation erreicht worden. Schlucken anfangs nicht möglich, im weiteren Verlauf gebessert. Entwicklung einer armbetonten linksseitigen Spastik. Anfangs Pyramidenbahnzeichen beidseits positiv, im weiteren Verlauf zunehmende Linksbetonung der Muskeleigenreflexe. Im EEG unregelmäßige Grundaktivität, Herdverdacht rechts parietooccipital. Computertomographisch 15 Tage nach dem Unfall flaue Hypodensität im linken Thalamus, flau abzugrenzende Hypodensität unmittelbar an den rechten Thalamus angrenzend, ventralwärts im Verlauf der inneren und äußeren Kapsel ziehend. Weitere ca. 1,5 cm große flaue Hypodensität rechts frontal. Vermutlich handele es sich um ältere, resorbierte Blutungszonen. Als Kommunikation mit dem Patienten möglich wurde, seien affektive Verflachung, deutliche Beeinträchtigungen von Kritikfähigkeit, Merkvermögen und Gedächtnis aufgefallen.

Verlegung in Rehabilitationsklinik vier Wochen nach dem Unfall. Dortige Behandlung mit kurzen Unterbrechungen über ein Jahr, fünf Monate. Bei der Aufnahme hochgradige Verlangsamung, desorientiert in allen Qualitäten, „Merkmale eines schwersten posttraumatischen Hirnsyndroms". Mitgeteilt werden u. a. linksseitige Hemiparese, Linksbetonung der Muskeleigenreflexe, Wesensänderung mit Affektlabilität, übermäßiger Reizbarkeit und Erregungszuständen, verminderter Kritikfähigkeit, Sprunghaftigkeit. Arbeitstempo langsam. Allmähliche Besserung der Halbseitenlähmung links. Nur mühsame Umstellung auf die neue Situation nach dem Unfall. Patient habe sich immer wieder über seine Situation geärgert, seine Energien in Auseinandersetzungen mit Therapeuten und Mitpatienten verbraucht. Die Weiterleitung in ein Berufsförderungswerk habe er abgelehnt. Erwähnt werden noch behandlungsbedürftige Neurodermitis und Bronchialasthma.

Nervenärztliche Begutachtung 12/97. Beschrieben werden ein hirnorganisches Psychosyndrom mit Beeinträchtigungen von Merk- und Kritikfähigkeit, zusätzlich eine Anosmie, eine leichtgradige zentrale Halbseitenschwäche links. Die resultierende MdE betrage 70 %.

Der zum Zeitpunkt des Unfalls als Programmierer tätige Patient stellte einen Rentenantrag bei der LVA, der nach erneuter nervenärztlicher Begutachtung 98 positiv beschieden wurde.

Hier berichtet Patient über Schwäche und Ungeschick der linksseitigen Extremitäten, Einschränkungen von Belastbarkeit, Konzentration, Gedächtnis. Er könne sich z. B. die eigene Postleitzahl nicht merken. Er sei in gewisser Weise orientierungslos. Wenn er nachts plötzlich auf die Toilette gehen müsse, falle ihm der Weg nicht mehr ein. Er könne den Gefühlsausdruck auf dem Gesicht anderer Personen nicht mehr richtig einstufen. Auf gezielte Frage sei festzustellen, daß er Musikstücke hinsichtlich der Melodie erkenne, den Rhythmus könne er aber nicht mehr zuordnen.

In den letzten zwei Jahren habe er zweimal das Bewußtsein verloren, sich auf dem Boden liegend wieder vorgefunden. Die Dauer der Bewußtseinsverluste schätze er in der Größenordnung von einer halben Stunde ein. Auf gezielte Frage sei auch festzustellen, daß er ein bis zweimal monatlich plötzlich alles eigentümlich, verändert rieche, diese Zustände dauerten schätzungsweise fünf Minuten.

Seine Stimmung sei anders als früher, oft in gewisser Weise „am Boden". Von alten Bekannten werde er manchmal darauf angesprochen, was er schon wieder für ein Gesicht mache. Den Geruchssinn habe er verloren. Er schmecke auch nicht mehr richtig, nehme im Grunde nur noch scharfe Sachen wahr. Er habe den Kältesinn verloren. Er könne nicht mehr unterscheiden, ob etwas warm oder kalt sei. Das Gehör habe sich insgesamt verschlechtert, sowohl links als auch rechts. Der HNO-Arzt habe ihm gesagt, das komme vom Unfall, hieran könne man nichts mehr ändern. Früher habe er zeitweilig erhebliche Probleme von Seiten seiner Neurodermitis und des Bronchialasthmas gehabt, derzeit habe er keine wesentlichen Haut- oder Atembeschwerden.

Seine Frau wolle sich von ihm trennen, die Tochter werde sie wohl mitnehmen.

Nach dem Unfall sei zeitweilig versucht worden, ihn wieder in seinem alten Beruf als Programmierer einzugliedern. Er habe an Lehrgängen teilgenommen, sei zunächst auch gut im Unterricht mitgekommen. Es sei dann aber deutlich geworden, daß er sich nichts Neues mehr einprägen konnte. Am nächsten Tag habe er vergessen, was er am Tag zuvor gelernt habe.

Zur früheren Vorgeschichte: Er habe die mittlere Reife, eine Ausbildung zum Werkzeugmacher absolviert, diesen Beruf wegen seiner Neurodermitis aufgegeben, zum Programmierer umgeschult.

Befunde: Erhebliche Auswärtsstellung des rechten Augapfels, dies sei schon vor dem Unfall so gewesen, in allerdings geringerem Ausmaß. Bei Prüfung der Blickmotilität keine Einschränkung sichtbar, es werden keine Doppelbilder angegeben. Bei orientierender Prüfung Visus, Gesichtsfeld intakt (laut einer augenärztlichen Mitteilung in der Akte Visus beidseits 80 %). Fingerreiben auf beiden Ohren wahrgenommen, rechts „deutlicher". Umgangssprache problemlos verstanden. Bei orientierender Prüfung mit Flüstersprache auf 3 m weder links noch rechts korrekte Wiedergabe, Eindruck der Lautheit gleich. Angabe von aufgehobenem Riechvermögen beidseits. Im Extremitätenbereich Verlangsamung und Unsicherheit der zielführenden Bewegungen, links deutlich ausgeprägter als rechts. Muskeleigenreflexe leicht linksbetont. Babinski beidseits positiv, links ausgiebiger und prompter als rechts. Beim Gehen leichtes Schwanken, leicht- bis mittelgradige Beeinträchtigung des Gangbildes. Dabei wird der linke Arm zeitweilig ausgiebiger, dann weniger bewegt als rechts. Inkonstante Tonussteigerung des linken Armes und Beines. Bei der orientierenden Sensibilitätsprüfung Angabe verminderter Berührungsempfindung im linken Hand- und Fußbereich. In die Hände geschriebene Zahlen werden beidseits etwas unsicher wahrgenommen, überwiegend kommt es zur richtigen Reproduktion, links sei aber „alles undeutlicher".

EEG nicht abgeleitet, der letzte EEG-Befund liegt von September 98 vor, hiernach Alphatyp, gelegentliche Vermehrung von Thetawellen rechts temporal. Konzentration schwankend, Rückgriff

auf kurz zurückliegende Gesprächsinhalte gelegentlich unsicher. Hängt eigenen Gedanken nach, kann sich manchmal nur mühsam auf die gestellten Fragen einstellen. Rascher Wechsel der Stimmungslage, streckenweise dysphorisch, dann wieder gut gelaunt, munter. Rascher Wechsel auch der Antriebslage, wirkt kurzfristig wie aufgedreht, dann wieder schlapp, schwunglos. Denkablauf formal geordnet, eigenwillig, manchmal „versponnen" anmutend. Verliert gelegentlich den Bezug zur Situation, holt z. B. einen Zettel hervor, auf welchem er einen Fragenkatalog notiert hat – „zieht diesen durch", ohne das zuvor vom Untersucher gewählte Thema zu beachten. Im Kontaktverhalten freundlich-humoristisch, sofern ihm freie Hand gelassen wird, andererseits zunehmend dysphorischer Aspekt, sobald Gespräch und Untersuchung stärker vom Untersucher strukturiert werden. NK 10, WF 18, BK 9, VM 10. Im dichotischen Hörtest 17 Linksohrtreffer, 77 Rechtsohrtreffer. Trail Making Test, Teil A in 45, Kreisversion in 17 Sekunden absolviert. Die Zeichnung einer menschlichen Figur wirkt etwas skurril mit strichförmigen Haupt- und Barthaaren, strichförmigen Fingern und Zehen, Darstellung des Nabels, eines rechten Ärmels, im übrigen fehlender Darstellung der Bekleidung.

Beurteilung: Ausnahmefall von mitgeteilten erheblichen Gedächtnisstörungen, guten Resultaten hinsichtlich NK, BK, VM. Aus dem Rahmen durchschnittlicher bis guter Resultate fällt nur das mittelgradig-pathologische Linksohrdefizit im dichotischen Hörtest – welches bei mitgeteilter Hörverschlechterung beidseits, unzureichender Dokumentation von HNO-Seite (nach welcher kein grob-pathologischer Befund, insbesondere keine Seitdifferenz des peripheren Hörens vorliegt) nur unter Vorbehalt zu verwerten ist. Vielleicht handelt es sich um den Fall einer durch rechtshemisphärische Läsion verursachten Gedächtnisstörung, die durch den hiesigen Basissatz nicht ausreichend erfaßt wurde. Es hätte sich angeboten, noch weitere Tests wie z. B. den Recurring-figures-Test von Kimura oder Sturm, den Benton-Test, die komplexe Figur von Rey-Osterrieth, den derzeit erprobten 6×6-Gesichter-Test einzusetzen. Hiervon wird abgesehen, weil der Patient gegen Ende des Basissatzes ungeduldig, unkonzentriert wirkt. Am Gewicht der Hirnleistungsstörung einschließlich „Wesensänderung" ist nach Vorgeschichte, aktuellem psychopathologischem Befund nicht zu zweifeln, die resultierende MdE beträgt 60 %. Die leichtgradige Hemiparese links ist mit 20 %, die Anosmie mit 5 %, die Gesamt-MdE weiter mit 70 % zu bewerten.

Fall 7

61 Jahre alt. Gutachten für das Versorgungsamt. Untersuchung 9/99.

Laut Klinikbericht Stammganglienblutung links 06.10.98 mit rückläufigen aphasischen, motorischen, neuropsychologischen Störungen. Außerdem werden ein medikamentös behandelter Bluthochdruck, eine vermutlich kompensierte Schilddrüsenfunktionsstörung mitgeteilt.

Seit dem Schlaganfall sei er langsam, vergeßlich, könne die rechte Seite nur schlecht bewegen, auch das Sprechen sei erschwert. Er nehme Medikamente gegen hohen Blutdruck.

Die Ehefrau bestätigt die Angaben ihres Mannes. Sie sei vormittags berufstätig, fühle sich nicht ganz wohl bei dem Gedanken, daß er dann allein sei. Gröbere Pannen seien bisher nicht eingetreten. Das Haus verlasse er in der Regel nur mit ihr. Er nehme ein Mittel gegen hohen Blutdruck, außerdem ASS. Vor dem Schlaganfall sei er nicht wesentlich beeinträchtigt gewesen.

Zum Zeitpunkt des Schlaganfalls sei sie nicht bei ihrem Mann gewesen. Sie habe ihn erst sechs Stunden danach gesehen. Er sei jetzt benommen gewesen, habe nicht sprechen können. Erst nach vier oder fünf Tagen habe sie sich sprachlich mühsam wieder mit ihm verständigen können. Das Sprachvermögen habe sich dann langsam gebessert, u. a. während einer stationären Anschlußheilbehandlung.

Auf gezielte Frage sei festzustellen, daß er die rechte Raumhälfte weniger beachte als die linke, dies sei auch den Kindern aufgefallen.

Befunde: Im Extremitätenbereich rechts leichte spastische Tonussteigerung, leichte Reduktion von Tempo und Zielsicherheit der Bewegungen. Beim Gehen mangelnde Mitbewegung des rechten Armes, leichtes Nachziehen des rechten Beines. Keine eindeutige Gefühlsstörung. Fingerperimetrisch kein Gesichtsfeldausfall. Eine mangelnde Beachtung der rechten Raumhälfte ist hier nicht zu sehen. Im EEG frequenzlabile Grundaktivität mit Schwerpunkten im Alpha- und Betabereich, gelegentlicher Einlagerung von Thetawellen temporal beidseits. Kein Herd, keine Krampfpotentiale. Rückgriff auf kurz zurückliegende Gesprächsinhalte mehrfach unsicher. Gliederung der Ereignisse nach dem Schlaganfall unübersichtlich. Grobe biographische Zuordnungen vor dem Unfall gelingen. Auffassung und Umstellung deutlich verzögert. Artikulation holprig, Wortfindung leicht verzögert. Äußert sich überwiegend nur knapp auf gezielte Fragen, nicht darüber hinaus. Überläßt weitgehend der Frau die Gesprächsführung. NK 5, WF 7, BK 2, VM 4. Im dichotischen Hörtest 36 Linksohrtreffer, 49 Rechtsohrtreffer. Trail Making Test, Teil A in 52 Sekunden, Kreisversion in 17 Sekunden bewältigt. Zeichnung einer menschlichen Figur grob schematisierend, die Figur wird trotz der Instruktion (die Figur soll von vorn gezeichnet werden) nach links ausgerichtet dargestellt (siehe Abbildung 2). Die Strichstiftführung erfolgt unsicher mit der rechten Hand. Es fehlen Ohr und Kinn, von der Hand wird nur der Daumen dargestellt. Keine Differenzierung von Rumpf, Beinen und Füßen. Linksseitig an den Rumpf angrenzend werden drei Punkte gezeichnet, die vermutlich Knöpfe darstellen sollen.

Bildobjekte des täglichen Lebensraumes werden problemlos benannt. Aufgaben der dritten und fünften Reihe des Token-Tests werden problemlos bewältigt.

Gesamtbeurteilung: Leichtgradige Störungen der zentralen Motorik rechts. Leichtgradige Störungen der Artikulation, der Wortfindung, deutliche Verlangsamung von Auffassung und Umstellung. Mittelgradig pathologische Ergebnisse hinsichtlich NK, WF, BK, VM. Leichtgradig pathologisches Ausmaß hinsichtlich Linksohrdefizit, Reduktion der Gesamttrefferzahl im dichotischen Hörtest.

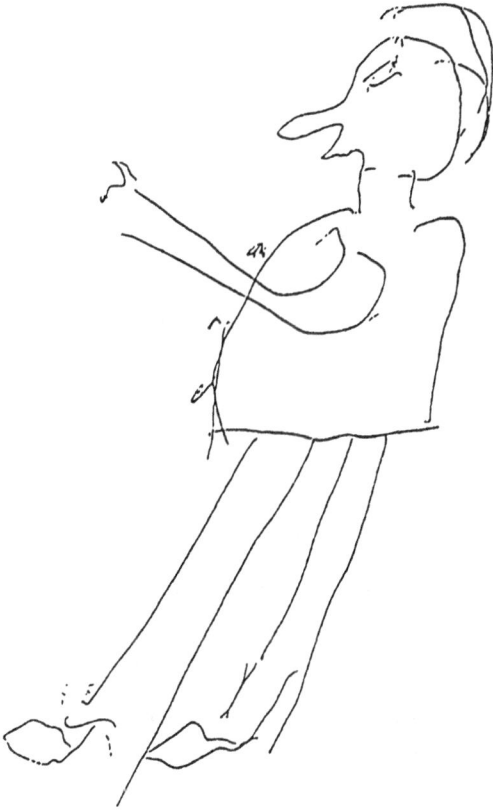

Abb. 2: Figurenzeichnung Fall 7.

ordnung der Testergebnisse erfolgt nach den hier ermittelten Normen für Personen mit der oberen Altersgrenze 60 Jahre. Insofern handelt es sich bei der Darstellung der Testergebnisse um „Schätzungen". Allgemein erfolgt die Ermittlung von Invaliditätsgraden bei Personen oberhalb der Altersgrenze von 60 Jahren recht unsicher, da das Problem repräsentativer Stichproben in höheren Altersbereichen nicht ausreichend gelöst ist. Sind z. B. bei über 90jährigen Personen solche auszuklammern, die schon einmal unter flüchtigen Hirndurchblutungsstörungen litten, im CCT relativ weite Hirnkammern aufweisen usw.? Ist ein 100jähriger als normal einzustufen, der noch nie cerebrale Probleme hatte? Ist es eventuell sinnvoller, sich auf eine Norm zu beziehen, die als Zeichen von Gesundheit, unabhängig vom Alter, definiert wird?

Fall 8

Männlich, 24 Jahre alt. Unfall 3/97. Gutachten für private Unfallversicherung. Untersuchung 6/99.

Unfall als Beifahrer im Pkw. Bei Eintreffen des Notarztes bewußtlos, es seien Spontanbewegungen der rechten Körperhälfte beobachtet worden. Intubation, Klinikaufnahme, Feststellung eines offenen Schädel-Hirn-Traumas mit Kalottenimpressionsfraktur links frontal. Neurochirurgische Versorgung mit Entfernung von Knochenfragmenten im linken Frontalhirn, Versorgung der links frontalen intracerebralen Blutung. Deckplatteneinbruch des sechsten BWK, mehrere Prellungen, u. a. der rechten Schulter. Vermutlich Aspiration am Unfallort, bronchoskopisch partielle Verlegung des linken Unterlappens, es sei reichlich eitriges Sekret abgesaugt worden. Zeitweilig Beobachtung von Strecksynergismen. Tiefe medikamentöse Sedierung, kontrollierte Hyperventilation. Nach zwei Tagen Überführung in assistierte Spontanatmung. Zunehmende Unruhe, daraufhin Erhöhung der Dosis von Analgetika und Sedativa. Im CCT vom Unfalltag einseitig betontes Hirnödem mit Mittellinienverlagerung, multiplen intracerebralen Kontusionsblutungen. Zehn Tage später Darstellung eines mäßigen Hirnödems, bei einer Kontrolle nach weiteren sieben Tagen Hirnödem

Leichtgradig pathologisch ist auch die Darstellung der menschlichen Figur.

Es bleibt eine Ermessensfrage, ob ein Teil der sprachlichen Probleme noch als „aphasisch" aufgefaßt wird. Behinderungsgrad durch die Hirnleistungsstörung 70%, durch die zentral-motorische Störung rechts 30%. Gesamt-Behinderungsgrad 80%. Die Voraussetzungen für das Merkzeichen G liegen vor (hinsichtlich Definition, Kriterien der Merkzeichen siehe 13). In öffentlichen Verkehrsmitteln, unbekannten Regionen außerhalb des Hauses wird Patient vorläufig nur mit Begleitung seiner Frau zurecht kommen.

Anmerkung: Die Einstufung des Behinderungsgrades erfolgt im wesentlichen nach dem Gesamteindruck, weniger nach den Tests. Die Zu-

rückläufig, Blutungen in Resorption. Intensivmedizinische Betreuung insgesamt über 6 ½ Wochen. Anfang der dritten Woche Tracheotomie.
Gegen Ende des stationären Aufenthaltes Aufkla-
rung, Verbesserung von Kontakt und Koopera-
tion, Mobilisation bis zum Sitzen im Stuhl. Überführung in Spontanatmung, Verschluß des Tra-
cheostoma am 36sten Krankheitstag.

Es liegt ein Bericht über die stationäre Anschluß-
heilbehandlung in einer Rehabilitationsklinik
Ende April bis Mitte Juni 97 vor. Hiernach bei
Aufnahme wach, „adäquate Reaktion" auf Ansprache, eine verbale Äußerung sei aber nicht
möglich gewesen. Versorgung mit nasaler Ma-
gensonde, der Urin sei über ein Urinal abgeleitet worden. Erschöpflicher Fußklonus links, Babinski links fraglich positiv, Koordination und
Sensibilität nicht prüfbar, keine groben Paresen.
Im EEG Anfang Mai Alphatyp, intermittierende
Vermehrung von Theta- und Deltawellen rechts
temporal. Behandlung u. a. sprach- und ergothe-
rapeutisch. Es ist von einer amnestischen Aphasie die Rede, die von starken Hirnleistungsdefizi-
ten überlagert gewesen sei. Entlassung vorzeitig
auf eigenen Wunsch, Patient sei nicht mehr zur
weiteren Mitarbeit zu bewegen gewesen.

Es liegen nervenärztliche Berichte über ambulante Untersuchungen Ende Juni, Anfang Juli 97
vor. Die Mutter habe angegeben, daß der Umgang mit dem Sohn schwierig sei. Er sei häufig
antriebslos, verweigere jegliche Mitarbeit, rea-
giere gelegentlich gereizt bis aggressiv. Neurologisch Paraspastik, unerschöpflicher Fußklonus
links, erschöpflicher Fußklonus rechts, Steigerung der Armeigenreflexe, Parese des rechten
Armes, spastisch-ataktisches Gangbild, periphere
Facialisparese links. Patient sei desorientiert,
langsam. Kritik erheblich eingeschränkt, Umstellung erschwert, Aufmerksamkeit und Gedächtnis beeinträchtigt. Depressiv gestimmt.

Erneute stationäre Rehabilitation Mitte September bis Ende Oktober 97. Hiernach bei Aufnahme regelrechter Hirnnervenstatus, Atrophie
des rechten M. serratus anterior und deltoideus,
Kraft der Elevation und Senkung in der rechten
Schulter gering herabgesetzt, ataktisches Gangbild, unsichere Zeigeversuche, Fallneigung im

Rombergversuch. Psychomotorisch etwas verlangsamt, Gedächtnisdefizit bei intakter Orientierung. Reste einer amnestischen Aphasie. Patient sei verlangsamt, beeinträchtigt in Planung
und Selbstkritik, er nehme seine kognitiven Störungen nicht ausreichend wahr.

Erneute stationäre Rehabilitation Ende September bis Mitte Oktober 98. Laut ärztlichem Bericht kein Hinweis auf Paresen, auch nicht im
Bereich der rechten Schulter, psychischer Befund abgesehen von leichter Verlangsamung unauffällig. Laut gesondertem neuropsychologischen Bericht weiterhin Beeinträchtigungen der
komplexen Aufmerksamkeit, der konzentrativen
Dauerbelastbarkeit, der Neugedächtnisbildung.
Die vorgeschlagenen Berufsbildungsmaßnahmen
seien bisher nicht erfolgt. Voraussetzung für eine
Wiederaufnahme der bisherigen Tätigkeit oder
Umschulung sei nicht gegeben. Die Selbsteinschätzung sei immer noch unrealistisch.

Hier gibt der Patient an, ihm fehle ein Zeitraum
von mehreren Tagen vor dem Unfall, mehreren
Wochen nach dem Unfall. Seine Erinnerung
setze wieder ein in der Rehabilitationsklinik. Er
habe zeitweilig schlecht sprechen, die rechte
Seite nur schlecht bewegen können. Mittlerweile hätten sich diese Störungen gebessert. In
Bewegung, Sprache sei er vermutlich immer
noch etwas langsamer als vor dem Unfall. Vereinzelt habe er sich ambulant beim Nervenarzt vorgestellt. Medikamente nehme er nicht.

Die begleitende Mutter gibt an, ihr Sohn habe
nach dem Unfall zunächst im Koma gelegen. Erster Blickkontakt nach ungefähr vier Wochen,
erste sprachliche Äußerung nach ein bis zwei
Monaten, ein geordnetes Gespräch sei erstmalig
nach ungefähr einem viertel Jahr möglich gewesen. Zeitweilig sei er rechtsseitig gelähmt gewesen. Die Sprache sei erheblich beeinträchtigt
gewesen. Bewegungsablauf und Sprache seien
immer noch langsam. Die Wortfindung sei erschwert. Im Gespräch halte er sich meist zurück, er überlasse anderen die Initiative. Seinen
Freundeskreis, soziale Kontakte habe er weitgehend eingebüßt. Vor dem Unfall habe er allein
gewohnt, jetzt wohne er wieder bei ihr, da er
sonst kaum zurecht kommen würde.

Sein Gedächtnis habe nachgelassen, er könne sich oft nicht an den Inhalt von Gesprächen erinnern, die vor einigen Stunden geführt worden seien. Kleinere Einkäufe erledige er selber. Er finde sich im Ort zurecht, fremde Orte meide er. Er sei rasch gereizt, wenn ihm z. B. etwas nicht gelinge, er werde dann gelegentlich laut und ausfallend.

Zur früheren Vorgeschichte: Normale psychomotorische Entwicklung. In der siebten oder achten Hauptschulklasse habe er das Interesse verloren, sei „faul geworden". Er habe eine Klasse wiederholen müssen. In Rechtschreibung sei er nicht besonders gut gewesen, dafür gut im Rechnen. Er habe eine Ausbildung zum Metallbauer bzw. Schlosser absolviert, Februar 97 abgeschlossen. Zum Zeitpunkt des Unfalls habe er vorgehabt, sich als Zeitsoldat für einige Jahre bei der Bundeswehr zu verpflichten - entsprechende Anträge gestellt.

Der Unfall habe sich auf dem Heimweg von einem Diskobesuch ereignet. Klärung der Schuldfrage, Regelung des Schmerzensgeldes stünden noch aus.

Befunde: Kosmetisch gering beeinträchtigende Knochendelle links frontal, Angabe verminderter Riechempfindung links. Bewegungsablauf insgesamt etwas langsam, wenig flüssig. Im EEG unregelmäßige Grundaktivität mit Schwerpunkt im Alphabereich, in den temporobasalen Ableitungen sind gelegentlich langsame, gruppierte Wellen eingelagert. Sprache langsam, mehrfach fehlt die treffende Formulierung. Auffassung und Umstellung mäßig verzögert. Antrieb mittelgradig gesenkt. Affektiver Ausdruck einförmig-nivelliert. Gesichtsausdruck überwiegend lächelnd. Mehrfach scherzhafte Anmerkungen. Weist beim Husten des erkälteten Untersuchers wiederholt darauf hin, es handele sich wohl um einen Raucherhusten. NK 8, WF 5, BK 4, VM 7. Im dichotischen Hörtest 91 Rechtsohrtreffer, 38 Linksohrtreffer. Trail Making Test, Teil A in 28 Sekunden absolviert. Beim Zeichnen einer menschlichen Figur kommt Patient nicht mit der Zeit zurecht. Der Kopf wird in grob schematisierender Form (Augen als Kreise, Nase als Dreieck, Mund als geschwungenes Rechteck) gezeichnet, bewältigt

werden noch Schulter und rechter Arm mit sechs Fingern (diese zum Teil als spitzwinklige Dreiecke dargestellt).

Im Mehrfachwahl-Wortschatztest wird mit Prozentrang 19 ein mäßig unterdurchschnittliches Resultat erzielt, das zur Schulbildung (einmaliges Sitzenbleiben, relativ schlechte Leistungen in Rechtschreibung, Hauptschulabschluß) paßt.

Auf weitere Tests (geplant noch WCST, Rechenaufgaben) wird wegen offensichtlicher Ermüdungszeichen verzichtet.

Gesamtbeurteilung: Leichte Störungen der zentralen Motorik, schweres hirnorganisches Psychosyndrom mit Beeinträchtigungen von Tempo, sprachlicher Flüssigkeit, Kritik und Belastbarkeit. Nachsprech- und Nachzeigekapazität nicht beeinträchtigt, Behaltenskapazität leichtgradig pathologisch reduziert. Eine menschliche Figur kann unter Zeitdruck nicht vollständig gezeichnet werden. Das Linksohrdefizit im dichotischen Hörtest ist als mittelschwer-pathologisch einzustufen. Invalidität durch die Hirnleistungsstörung 80 %, durch die zentral-motorische Störung 20 %. Gesamtinvalidität 80 %. Langfristig Besserung denkbar, Besserung der Invalidität unter einen Wert von 60 % aber unwahrscheinlich. Aktuelle Behandlungsmaßnahmen (je 2mal wöchentlich Krankengymnastik und Ergotherapie) reichen aus. Eine Tätigkeit unter den üblichen Bedingungen des allgemeinen Arbeitsmarktes wird nicht mehr zu realisieren sein. In Frage kommt Anbindung an eine Behindertenwerkstatt. Unter günstigen Umständen ließe sich von dort ein Arbeitsplatz vermitteln, wobei weitgehende Anleitung und Rücksichtnahme erforderlich wären.

Fall 9

Weiblich, 24 Jahre alt. Gutachten für das Versorgungsamt. Untersuchung 2/00.

Aktenmäßig keine Angaben zur früheren Vorgeschichte. Laut Bescheid von 6/91 geistige Behinderung, der Behinderungsgrad betrage 80 %.

Von 6/94 liegt das Gutachten eines am Versorgungsamt tätigen Nervenarztes vor. Die Untersuchte gab seinerzeit an, sie gehe in die zweite Klasse einer Schule, lebe bei ihrer Mutter, werde täglich mit dem Schulbus zur Schule und zurück gefahren. Neurologische Normabweichungen werden nicht mitgeteilt. Patientin wirke retardiert, infantil. Grundstimmung indifferent. Motorische Abläufe, Denkabläufe verlangsamt. Erhebliche Mängel hinsichtlich Allgemeinwissen, Abstraktionsvermögen. Patientin könne einzelne Worte lesen, benötige dafür lange Zeit. Sinnentnehmendes Lesen sei nicht möglich. Es seien nur Addition und Subtraktion einfacher Rechenaufgaben möglich. Fragen zu Maßen, Gewichten, Jahreszeiten, Himmelsrichtungen, Gemeinsamkeiten, Unterschieden, Sprichwörtern, Begriffsgegensätzen, Begriffsbestimmungen, mangelhaft beantwortet. In der Beurteilung wird ausgeführt, eine wesentliche Änderung habe sich nicht ergeben. Weiter bestehe eine ausgeprägte geistige Behinderung. Nachuntersuchung sei in 5 Jahren zu empfehlen.

Die begleitende Betreuerin gibt an, Patientin lebe seit einigen Jahren in einer Behinderteneinrichtung, arbeite täglich in einer Behindertenwerkstatt, im Bereich „Kunstgewerbe". Letztes Jahr habe es einige Schwierigkeiten in der Werkstatt gegeben. Patientin habe sich überfordert gefühlt, sei verbal aggressiv geworden. Mittlerweile habe sie sich wieder beruhigt. Sie sei umgänglich, wenn sie nicht überfordert werde. Kontakt mit der Mutter gebe es kaum noch, diese sei alkoholabhängig.

Im übrigen sei in den letzten Jahren keine wesentliche Änderung eingetreten. Patientin sei weitgehend orientierungslos, verlaufe sich in fremden Gegenden. Sie könne nicht mit Geld umgehen, ihre Rechenfertigkeit sei erheblich eingeschränkt. Mit den täglichen Verrichtungen wie z. B. Anziehen, Waschen, Benutzung der Toilette komme sie zurecht. Sie suche sich auch ihre Kleidung selbständig heraus.

Befunde: Erhebliches Übergewicht. Bewegungsablauf sehr langsam, etwas unsicher. Im EEG frequenzlabile Grundaktivität mit Schwerpunkt im Alphabereich, reichlicher Einlagerung von Beta- und Thetawellen über den vorderen und temporalen Hirnabschnitten. Zeitliche Gliederung der

Vorgeschichte unsicher, zahlenmäßige Daten sind nicht verfügbar. Antrieb und Spontaneität mäßig gemindert. Stimmung einförmig-ausgeglichen. Im Kontakt freundlich-angepaßt-zugewandt. Sprachlicher Ausdruck einfach. Komplexere Sachverhalte werden nicht erfaßt. Auffassung und Umstellung deutlich verzögert. Additionen im Zahlenraum bis 20 überwiegend richtig ausgeführt. Subtraktionsaufgaben werden nicht bewältigt. Es sind auch keine Multiplikations- und Divisionsaufgaben durchführbar. NK 4, WF 4, BK 3, VM 5. Im dichotischen Hörtest 44 Linksohrtreffer, 48 Rechtsohrtreffer. Trail Making Test, Teil A in 49 Sekunden, Kreisversion in 66 Sekunden absolviert. Zeichnung einer menschlichen Figur: Am oberen Blattende leeres Oval als Kopf gezeichnet, am unteren Ende werden die Beine als senkrechte Striche mit rechtwinklig abgehenden Strichen (die wohl die Füße darstellen sollen) gezeichnet. Keine Darstellung von Rumpf, Armen, keine Verbindung zwischen Kopf und Beinen.

Beurteilung: Schwere geistige Behinderung unklarer Herkunft. Erhebliche Beeinträchtigungen von Antrieb, Spontaneität, kognitiven Teilfunktionen. Testmäßig schwer-pathologische Beeinträchtigung von WF, Figurenzeichnen, Kreisversion. Mittelgradig-pathologische Beeinträchtigung von NK und BK. Leichtgradig-pathologische Reduktion von VM, Gesamttrefferzahl im dichotischen Hörtest. Normal fällt nur der Trail Making Test aus. Die Diskrepanz zwischen normalem Resultat im Trail Making Test, hochgradig pathologischem Resultat in der Kreisversion ist meinerseits nicht zu erklären.

Behinderungsgrad im Ermessensraum 80–100 %, aus meiner Sicht sind 90 % angemessen. Dabei ist allerdings einzuräumen, daß gegenüber den Vorbegutachtungen vermutlich keine wesentliche Änderung eingetreten ist.

Anmerkung: 90 % wird nur selten als Invaliditätsgrad eingesetzt, meistens entscheiden sich Gutachter für die Kategorien 80 oder 100 %. Natürlich gewinnt die 90%-Kategorie an Bedeutung, wenn häufig im Bereich 80–100 % begutachtet und eine gewisse Differenzierung angestrebt wird. Im vorliegenden Rahmen gilt:

Mit ausreichender Wahrscheinlichkeit läßt sich festlegen, daß die Hirnleistung von Fall 9 schlechter ist als die von Fall 8, besser ist als die von Fall 10.

Fall 10

Männlich, 53 Jahre alt. Unfall 3/98. Gutachten für die LVA im Rahmen eines Antrages auf Erwerbsunfähigkeitsrente. Untersuchung 8/99.

Es liegt ein neurologischer Klinikbericht über die dreiwöchige stationäre Behandlung ab Unfalltag vor. Hiernach Schädel-Hirn-Trauma mit occipitaler Schädelfraktur, links frontobasaler Kontusionsblutung, peripontiner Subarachnoidalblutung und Trochlearisparese rechts. Vermutlich habe Patient nachts auf der Arbeitsstelle ein Schädel-Hirn-Trauma erlitten. Eine fremdanamnestische Bestätigung gebe es nicht. Patient habe in der gleichen Nacht unter Hinterkopfschmerzen, Übelkeit, Erbrechen, Sehstörungen gelitten. Am folgenden Tag hätten sich Brillenhämatome entwickelt. Durch Nachfragen sei eine Erinnerungslücke für den Zeitraum von einer Stunde deutlich geworden. Bei der Aufnahme wach, orientiert, endgradiger Nackenbeugeschmerz, rechtsbetontes Brillenhämatom, Angabe von Doppelbildern zunehmend beim Blick nach links. Computertomographisch gering ausgedehnte Subarachnoidalblutung im Bereich der Pentagonzisterne sowie der parapontinen Zisternen, des dorsalen Interhemisphärenspaltes, zusätzlich kleine fleckförmige Kontusionsblutung links frontobasal. Verdacht auf zartes Subduralhämatom frontal links. Frische occipitale Schädelfraktur paramedian rechts, abgesetzt davon occipital paramedian links. Bei Kontrolle kein Hinweis mehr auf Subduralhämatom, „so daß es sich am ehesten um verdickte Dura gehandelt hat". Angio-CT ohne Hinweis auf Aneurysma. Im CT der Orbitae unauffällige Darstellung von Bulbus und Retrobulbärraum, deutliche Asymmetrie des Sinus sphenoidalis. Im Kernspin Schädel hämorrhagische Residuen frontobasal links, occipital entlang der Falx. Transkranielle Sonographie der A. cerebri media ohne Hinweis auf Vasospasmus.

Während des stationären Aufenthaltes anhaltende ausgeprägte Gangunsicherheit. Von augenärztlich-konsiliarischer Seite sei eine Trochlearisparese rechts festgestellt worden.

Nachfolgende stationäre Heilbehandlung in der Rehabilitationsklinik, laut dortigem Bericht deutliche kognitive Defizite einschließlich unterdurchschnittlicher visueller Aufmerksamkeit, Verlangsamung.

6/98 nervenärztlicher Bericht über eine ambulante Vorstellung. Hiernach schweres Schädel-Hirn-Trauma mit noch bestehenden Doppelbildern, deutlicher psychopathologischer Symptomatik einschließlich verbaler Umständlichkeit, Weitschweifigkeit, Schwerbesinnlichkeit, Gedächtnis- und Orientierungsstörungen. Zu empfehlen u. a. Ergotherapie mit Hirnleistungstraining.

Stationärer Aufenthalt in einer anderen Rehabilitationsklinik Mitte November bis Ende Dezember 98. Laut dortigem Bericht erhebliche kognitive Defizite, überlagert von depressiver Verstimmung. Gezielte neuropsychologische Diagnostik nicht durchführbar, da Patient Instruktionen, Aufgaben zum Teil gar nicht verstanden habe. Es sei von einer maximalen konzentrativen Belastbarkeit von 20 Minuten auszugehen. Extrem verlangsamte Reaktionszeiten auf einfache visuelle Reize, erhebliche Schwankungen der Aufmerksamkeit. Mit zunehmender Testdauer sei Patient immer langsamer geworden. Zur Förderung der Selbständigkeit, Veränderung einer fixierten Passivität sei längerfristige Behandlung in einer wohnortnahen Einrichtung, z. B. Tagesklinik, erforderlich.

Hier gibt Patient an, er stamme aus Bosnien, sei gelernter Maschinenbautechniker. Er lebe seit Jahren in Deutschland, habe zuletzt in einer Klinik Geräte überwacht, gewartet. Er habe einen Arbeitsunfall erlitten, seither nicht mehr gearbeitet. Er sei verheiratet, habe zwei Kinder, das Alter der Kinder falle ihm auf Anhieb nicht ein. Er leide unter häufigen Kopfschmerzen. Es klappe noch nicht so richtig mit Bewegungen, mit dem Gedächtnis.

Die Ehefrau gibt an, ihr Mann sei vermutlich bei der Arbeit gestürzt, habe dann Kopfschmerzen gespürt, erbrochen. Er sei deshalb notfallsmäßig ins Krankenhaus eingeliefert worden. In der Folge habe er sich nicht mehr erholt. Er sei fortlaufend erheblich verlangsamt, unselbständig, traue sich nicht mehr allein aus dem Haus. Ankleiden, Körperpflege, Nahrungsaufnahme bewältige er selber. Zu Haushaltsarbeiten sei er nicht in der Lage. Er sei vergeßlich geworden.

Befunde: Inkonstant Angabe von Doppelbildern beim Blick nach links. Keine Schiefhaltung des Kopfes wie z. B. bei Trochlearisparese. Aromatische Stoffe nicht wahrgenommen. Auf gezielte Frage Geschmacksstörung angegeben, diese habe sich aber gebessert. Insgesamt etwas langsam-unsicherer Bewegungsablauf. Orientierung zu Zeit, Situation intakt. Gliederung der Vorgeschichte unübersichtlich, wesentliche zeitliche Daten sind nur zum Teil präsent. Erhebliche Antriebsminderung, äußert sich nur knapp auf gezielte Fragen. Stimmung schwer zu beurteilen, stumpf-dysphorischer Aspekt. Auffassung und Umstellung erheblich verzögert. Denkablauf einfach, unflexibel. Komplexere Sachverhalte nicht erfaßt. Einsicht in die eigenen Störungen zumindest teilweise vorhanden. NK 3, WF 7, BK 2, VM 3. Im dichotischen Hörtest 31 Linksohrtreffer, 21 Rechtsohrtreffer. Im Trail Making Test, Teil A ist Patient nach $1^1/_2$ Minuten bis zur Zahl 5 gelangt, der Test wird daraufhin abgebrochen. Kurzformen des WCST werden nicht bewältigt, Patient bewältigt Zuordnungen nur nach der Farbkategorie, nicht nach der Form- und Mengenkategorie. Er verbleibt bei seinem Schema (Zuordnungen nur nach der Farbkategorie), auch wenn er vom Untersucher auf die anderen Kategorien hingewiesen wird. Figurenzeichnen wegen Ermüdung nicht mehr durchgeführt.

Beurteilung: Schwer verwertbare Angabe von Doppelbildern. Aufgehobenes Riechvermögen, sehr langsame, zum Teil unsichere Bewegungsabläufe. Erhebliche Beeinträchtigungen von Antrieb, Tempo. Testmäßig hochgradig-pathologische Beeinträchtigungen hinsichtlich NK, VM, Trail Making Test, Sortieraufgaben vom Muster des WCST. Mittelgradig-pathologische Reduktion von WF und Gesamttrefferzahl im dichotischen Hörtest. Invalidität 100 %. Erwerbsunfähigkeit,

weitgehende Unselbständigkeit auf Dauer anzunehmen. Von therapeutischen Maßnahmen ist keine wesentliche Besserung zu erwarten.

Erneute gutachterliche Untersuchung 2/00, diesmal im Auftrag der Berufsgenossenschaft. Laut Ehefrau keine wesentliche Änderung. Morgens ziehe sich Patient ohne fremde Hilfe an, sie müsse ihm allerdings die Sachen hinlegen. Das Frühstück bereite sie ihm vor, sie streiche die Brote, fülle die Tasse. Das Brot esse er selbständig. Sie müsse ihn wiederholt darauf aufmerksam machen, daß er trinken müsse. Wenn sie das Essen etwas weiter von ihm entfernt plaziere, greife er nicht zu. Im Laufe der Tage einige Spaziergänge, zwischendurch lege er sich immer wieder hin, schlafe dann auch gelegentlich. Auch im weiteren Ablauf des Tages müsse sie darauf achten, daß er etwas trinke. Beim Benutzen des Bades sei sie ihrem Mann behilflich. Die Toilette benutze er selbständig. Manchmal wirke er gereizt, klage dann über Kopfschmerzen.

Neurologischer, psychopathologischer Status, EEG unverändert. NK 3, WF 4, BK 3, VM 4 (die Wortflüssigkeit wird diesmal geprüft, indem der Untersuchte aufgefordert wird, möglichst viele Vornamen - ob männlich oder weiblich - zu nennen).

Ergänzend wird noch der verbale Lerntest von Sturm und Willmes vorgelegt. Offensichtlich erfaßt der Patient die Instruktion nicht, antwortet durchgehend auf die vorgezeigten Stimuluskarten mit nein, lehnt nach kurzer Zeit die weitere Durchführung ab.

Gesamtbeurteilung: Nur leichtgradige Veränderungen im Vergleich zur Voruntersuchung, an einer Invalidität bzw. MdE von 100 % ist festzuhalten. Der Grad der Pflegebedürftigkeit ist mit 60 % einzustufen. Gutachterliche Überprüfung in ein bis zwei Jahren zu empfehlen. Anmerkung: Die Maßstäbe zur Festlegung des Grades der Pflegebedürftigkeit (nicht mit den Pflegestufen der Krankenkassen zu verwechseln) werden in der Regel von der Berufsgenossenschaft mit dem Gutachtenauftrag zugesandt, auf diese Maßstäbe wird hier nicht weiter eingegangen.

9.2 Einstufung der Invalidität nach im Kindesalter erlittenem Unfall

Formal ist absolute und relative Invalidität zu unterscheiden. Absolute Invalidität bezieht sich auf eine überindividuelle Gesundheitsnorm, relative Invalidität auf die individuelle Gesundheitsnorm, die durch einen Krankheitsprozeß verletzt wird. Der von den Versorgungsämtern erfragte Behinderungsgrad ist als Maß der absoluten Invalidität aufzufassen, die von den Berufsgenossenschaften abgefragte MdE (bzw. von den privaten Unfallversicherungen abgefragte Invalidität) ist als Maß der relativen Invalidität aufzufassen. Schwierig kann die Ermittlung der relativen Invalidität werden, wenn der Unfall lange zurückliegt. Nachstehend wird besonders ausführlich die Entwicklung nach einem im Kindesalter erlittenen Unfall mitgeteilt und kommentiert.

Fall 4b

Weiblich, 11 Jahre alt. Unfall 11.01.78. Psychologisches Gutachten für die Berufsgenossenschaft zur Frage, ob weiter schulische Einzelförderung wegen der Unfallfolgen erforderlich ist. Untersuchung 2/84.

Laut durchgangsärztlichem Bericht über die Erstuntersuchung 25 Minuten nach dem Unfall soll sich die 5jährige Patientin von der Kindergartenschwester losgerissen haben, vor ein Auto gelaufen sein. Nicht erweckbar, träge Reaktion auf Schmerz, Blutung aus linkem Ohr, Pupillen weit, lichtstarr, innerhalb weniger Minuten habe sich eine Halbseitenlähmung rechts und ein Blickkrampf nach rechts ausgebildet. Röntgenologisch Schädelbasisfraktur. Verlegung in neurochirurgische Klinik. Laut dortigem Bericht wegen lebensbedrohlichen Zustandes sofortige osteoklastische Trepanation links frontal. Entfernung eines links frontalen intracerebralen, auf die Gegenseite reichenden Hämatoms, es seien ausgedehnte Duraverletzungen und Frakturen der Schädelbasis festgestellt worden. Über eine Woche tiefe Bewußtlosigkeit, anschließend ungezielte Reaktionen, wenig später sei die Extubation erfolgt. Es habe eine inkomplette rechtsseitige Hemiparese bestanden. Intensivmedizinische Behandlung bis 25.01.78, dann Verlegung auf Kinderstation. Patientin habe schließlich auch zu sprechen begonnen. Besserung der Hemiparese. Distanzlosigkeit, Merkfähigkeitsstörungen seien verblieben. Entlassung nach Hause 02.03.78.

Bei ambulanter Vorstellung 20.03.78 habe die Mutter über Verhaltensänderungen berichtet. Patientin gehe jetzt auf jeden Fremden zu, habe frühere Hemmungen verloren. Neurologische Rechtsbetonung der Muskeleigenreflexe, Unsicherheit des Hüpfens auf dem rechten Bein. Im CCT 02.05.78 Substanzdefekt links frontal mit Ausziehung des linken Vorderhorns zum Defekt hin.

März 79 neurologische Begutachtung. Nach Angaben aus zweiter Hand habe eine testpsychologische Untersuchung in einem Kinderkrankenhaus Januar 79 keine Auffälligkeiten ergeben. Der Vater habe über ausgeprägtes Liebesbedürfnis, gereizte Reaktionen bei Kontroversen, leichte Erschöpfbarkeit, Wortfindungsschwierigkeiten berichtet. Muskeleigenreflexe gering rechtsbetont, leichte rechtsbetonte Dysdiadochokinese, keine psychischen Auffälligkeiten, keine Hirnwerkzeugstörungen. Auszugehen sei von einer linkshirnigen Substanzschädigung mit vermehrter psychisch-körperlicher Erschöpfbarkeit, leichten Wortfindungsstörungen, leichten pseudoneurasthenischen Beschwerden. Bisherige MdE mit 30 %, ab Untersuchungstag mit 20 % einzuschätzen.

4/79 Untersuchung in Sprachheilzentrum. Mitgeteilt werden Restsymptome einer motorisch-amnestischen Aphasie. Patientin leide unter Wortfindungsstörungen, äußere sich im Telegrammstil, konkrete Substantive könne sie oft nicht finden. Die schwierigen Worte könne sie so gut um- oder beschreiben, daß zu erkennen sei, was sie meine. Das Sprachverständnis sei einwandfrei. Einleitung von sprachtherapeutischen Maßnahmen.

7/79 Untersuchung in der phoniatrischen Abteilung einer HNO-Hochschulklinik. Mitgeteilt wird eine weit überdurchschnittliche Leistung in einem Test der sprachfreien Intelligenz (IQ 135). Visuelle Wahrnehmung entsprechend einem IQ 103. Die auditive Aufnahmespanne sei nicht ganz altersgemäß, entspreche der eines knapp 5jährigen Kindes. Die auditive Diskrimination sei ebenfalls nicht ganz altersgemäß entwickelt, das Sprachverständnis sei reduziert. Leichte Besserung des expressiven Wortschatzes gegenüber einer vorherigen Untersuchung, der altersentsprechende Stand sei aber immer noch nicht erreicht. Es bestünden schwere Wortfindungsstörungen, keine Artikulationsstörungen. Die Wortfindungsstörungen seien weiter zu behandeln. Die Eltern hätten sich entschlossen, das Kind vom Schulbesuch zurückzustellen und statt dessen die Vorschulklasse besuchen zu lassen.

11/79 neurologische Begutachtung zur Feststellung der Dauerrente. Keine neuen Gesichtspunkte in neurologischer Hinsicht, psychisch sei das Kind unauffällig. Der Benton-Test sei altersgemäß ausgefallen. Kein Hinweis auf Sprachstörung. Die MdE sei mit 20 % zu bewerten, mit einer weiteren Besserung sei zu rechnen. Behandlungsmaßnahmen seien nicht nötig. Baldige Kontrolluntersuchung sei im Interesse der kleinen Patientin, dadurch könne der Entwicklung eines rentenneurotischen Fehlverhaltens vorgebeugt werden. Dieses Fehlverhalten könne durch die Eltern induziert werden. Offensichtlich lag der Bericht aus der erwähnten phoniatrischen Abteilung nicht vor.

Es kam zu einer Auseinandersetzung vor dem Sozialgericht. In der Gerichtsakte ist auch der Bericht über die schon erwähnte psychologische Untersuchung in einer Kinderklinik 1/79 enthalten. Diese Untersuchung erfolgte im Rahmen einer „psychosomatischen Sprechstunde". In einem nicht sprachgebundenen Intelligenztest (CMM) sei ein T-Standardwert von 58, also ein überdurchschnittliches Ergebnis, erzielt worden. Im Frostig-Entwicklungstest der visuellen Wahrnehmung sei ein Prozentrang 60 mit sehr guten Ergebnissen in den Untertests Figurgrundwahrnehmung und Erkennen räumlicher Beziehung erzielt worden. Es handele sich um ein mindestens durchschnittlich intelligentes Mädchen,

Folgen des Schädel-Hirn-Traumas seien nicht festzustellen.

Im Auftrag des Sozialgerichtes erfolgte eine nervenärztliche Begutachtung, basierend auf zwei Untersuchungen im März 81. Im nervenärztlichen Hauptgutachten wird auf ein psychologisches Zusatzgutachten Bezug genommen. Das Zusatzgutachten basiert im wesentlichen auf der deutschen Version des Wechsler-Intelligenztests für Kinder (HAWIK). IQ im Verbalteil 89, im Handlungsteil 118, Gesamt-IQ 103. Auf die erhebliche Differenz zwischen Verbal- und Handlungsteil wird nicht eingegangen. In der Zusammenfassung wird formuliert: „Die Verbalisierungsfähigkeit ist – abgesehen von leichten Wortfindungsstörungen – gut". Im Hauptgutachten werden im wesentlichen regelrechte neurologische Verhältnisse, eine leicht gesteigerte Reizoffenheit, eine vermehrte psychisch-körperliche Erschöpfbarkeit mitgeteilt. Die MdE sei ab 01.01.81 mit 20 % einzuschätzen.

Das Sozialgericht folgte dem nervenärztlichen Gutachten, die MdE wurde in Höhe von 20 % belassen.

Vom gleichen nervenärztlichen Gutachter liegt ein erneutes Gutachten 6/83 vor. Hiernach Einschränkungen der Leistungsfähigkeit in der schulischen Ausbildung. Patientin habe Schwierigkeiten in der Rechtschreibung, in der Darstellung kleiner Geschehnisse bzw. Geschichten sowohl mündlich als auch schriftlich. Diese Beobachtung sei zu der früher festgestellten motorisch-amnestischen Aphasie in Beziehung zu setzen. Die MdE sei weiter mit 20 % einzuschätzen.

Hier geben die Eltern an, Schwangerschaft und Geburt seien komplikationslos verlaufen. Die Entwicklung der Patientin sei bis zum Unfall der Entwicklung der Schwester vergleichbar gewesen. Als Folge des erlittenen Unfalls sei Patientin zwei Wochen bewußtlos gewesen. Sie habe zunächst nicht richtig sprechen können, sei rechtsseitig gelähmt gewesen. Die Lähmung habe sich bald zurückgebildet. Die Sprachstörungen hätten sich gebessert, seien aber bis heute nicht vollständig verschwunden. Patientin spreche immer noch recht mühsam, langsam, könne Sachverhalte entsprechend nur langsam, mühsam darstellen. Seit Schuleintritt habe sie Schwierigkeiten mit Rechtschreibung und Lesen. Das Schreiben von Aufsätzen falle ihr schwer. November 82 Vorstellung in einem Sprachheilzentrum, dort sei Einzelförderung durch Nachhilfeunterricht 3mal eine halbe Stunde wöchentlich empfohlen worden. Seit Dezember 82 erhalte Patientin Nachhilfeunterricht, ab Januar 84 in einem Umfang von zwei vollen Stunden wöchentlich. Eine Erhöhung auf drei Stunden wöchentlich sei aus Sicht der Lehrerin sinnvoll.

Befunde: Entsprechend dem Auftrag (ausschließlich psychologische Begutachtung) keine neurologische Untersuchung. Patientin wirkt zurückhaltend, überläßt durchgehend den Eltern die Gesprächsführung. Äußert sich erst auf direkte Fragen. Stimmung ausgeglichen. Gute Mitarbeit, keine wesentlichen Ermüdungszeichen. Keine Konzentrationsstörung. Sprachfluß zögernd-stockend. Sprachmelodie deutlich beeinträchtigt, monoton. Sprachlicher Ausdruck einfach, wenig differenziert. Bei der Darstellung von Sachverhalten beschränkt sich Patientin auf einige wesentliche Daten. Die Äußerungen sind insgesamt sehr kurz, Patientin muß immer wieder zum Weitersprechen aufgefordert werden. Eine gewichtige Beeinträchtigung von Wortfindung, Sprachverständnis ist nicht zu erkennen.

Die orientierende Prüfung der Rechtschreibung ergibt einige Fehler bei komplexeren Worten, keine massive Störung.

Bei verkürzter Darbietung des Token-Tests (je drei Aufgaben der ersten und dritten Reihe, zehn Aufgaben der fünften Reihe) keine Fehler. Zeichnung einer menschlichen Figur altersentsprechend.

Zum Zeitpunkt der Untersuchung liegt nur ein unvollständiger Aktenauszug vor, der die Durchführung des HAWIK 3 Jahre zuvor nicht enthält – in Unkenntnis des Sachverhaltes wird dieser Test noch einmal durchgeführt. Es werden folgende Wertpunkte erzielt: Allgemeines Wissen 9, Allgemeines Verständnis 11, Rechnerisches Denken 9, Gemeinsamkeitenfinden 13, Wortschatztest 10, Zahlensymboltest 14, Bilderergänzen 11,

Bilderordnen 11, Mosaiktest 15, Figurenlegen 11. IQ für den Verbalteil (erster bis fünfter Untertest) 103, für den Handlungsteil (sechster bis zehnter Untertest) 117. Gesamt-IQ 111. Der IQ im Verbalteil hat sich also erheblich gegenüber der Voruntersuchung 81 gebessert.

Beurteilung: Auffallend die Beeinträchtigungen von Sprachfluß, Sprachmelodie und sprachlicher Formulierung. Außerhalb des sprachlichen Bereiches liegende Störungen sind nicht festzustellen. Aus Sicht der Grundschullehrer Hauptschulabschluß nur bei intensiver sprachlicher Förderung erreichbar. Zweifellos ist die sprachliche Entwicklung der Patientin durch die unfallbedingte Aphasie unterbrochen worden. Bis auf weiteres ist anzustreben, daß Patientin den Hauptschulabschluß erreicht, zur Erreichung dieses Ziels sind drei Stunden Einzelunterricht wöchentlich zu empfehlen. Bei Überforderung ist Wechsel auf einen anderen Schultyp (Sonderschule bzw. Internat für sprachbehinderte Kinder je nach örtlichen Gegebenheiten) in Betracht zu ziehen.

11/89 erfolgt hier eine komplette neurologischpsychiatrische Untersuchung – diesmal hat die Berufsgenossenschaft einen neurologisch-psychiatrischen Gutachtenauftrag erteilt. Es liegt jetzt die vollständige Akte (einschließlich der Gerichtsakte) vor. Im folgenden werden wesentliche Akteninformationen ab 2/85 mitgeteilt.

Ein Sonderschullehrer berichtet über die Überprüfung der Patientin. Sie sei schulisch ständig überfordert, habe sprachliche Schwierigkeiten. Ab 2/85 werde sie probeweise die Sonderschule besuchen.

Aus dem gleichen Monat liegt der Bericht über eine CCT-Kontrolle vor. Hiernach links frontobasaler Defekt mit narbiger Verziehung des linken Vorderhorns, Verplumpung des linken Seitenventrikels, die Subarachnoidalzeichnung sei links etwas deutlicher ausgeprägt als rechts.

Ein weiterer Bericht des erwähnten Sonderschullehrers liegt vom Mai 85 vor. Hiernach hat Patientin den Schulwechsel gut verkraftet, das Lernen mache ihr jetzt mehr Spaß. Das Ziel des Hauptschulabschlusses sei mit Hilfe zusätzlichen Sprachunterrichtes eventuell zu realisieren.

Ein Lehrerbericht aus der Sonderschule für Lernbehinderte, Klasse 8, liegt vom November 86 vor. Hiernach fehlendes Erkennen von Zusammenhängen, erhebliche Beeinträchtigung des Wortschatzes, Beschreibungen von Vorgängen verwirrend oder lückenhaft. In Mathematik mechanische Rechenoperationen sicher durchgeführt, der Zugang zu Textaufgaben sei nur durch zusätzliche Lehrerhilfe möglich. Zu Transferleistungen sei Patientin kaum in der Lage.

Nach einem phoniatrischen Gutachten 12/86 bestehen als Unfallfolgen: Residualzustand einer globalen Aphasie mit Wortfindungsstörung, gemischt funktionell-organische Dysphonie.

Laut Sonderschullehrerbericht Klasse 9, 10/87, nur schwach ausreichende Entnahme oder schriftliche Nachgestaltung von Texten. Sachlogische Zusammenhänge seien sprachlich nicht nachzuvollziehen. Die Grundrechenarten würden beherrscht. Altersgemäße Textaufgaben seien nur mit Hilfe zu lösen. Abstraktionsfähigkeit mangelhaft. Patientin sei ängstlich und scheu, bei vertrauten Personen kindlich-offen.

Patientin besuchte die zehnte Klasse des Hauptschulzweiges ihrer Sonderschule. Laut Zeugnis 1/89 Zensuren überwiegend 4, in einigen Fächern 3, in Geschichte 5.

Nach Aufzeichnungen eines Sachbearbeiters 3/89 Bewerbung als Textilverkäuferin negativ verlaufen, Patientin habe den Test nicht bestanden. Es sei jetzt ein Praktikum als Friseuse vorgesehen.

Laut einem Lehrerbericht 9/89 hat Patientin ihre Leistungsgrenze mit dem inzwischen absolvierten Hauptschulabschluß erreicht.

Hier gibt Patientin an, sie habe im Juli die Sonderschule verlassen. Sie habe dort noch das zehnte Schuljahr absolviert, den Hauptschulabschluß gemacht. Nach ihrer Erinnerung habe sie im Abschlußzeugnis die folgenden Noten gehabt: Deutsch 3, Rechnen 4, Sport 3, Englisch 3, Physik 3, Erdkunde 4, Geschichte 5. Die schlechte Note in Geschichte resultiere daher,

daß sie kein gutes Verhältnis zu der Lehrerin gehabt habe. Am 01.08. habe sie eine Ausbildung zur Friseuse begonnen. Sie komme dabei zurecht.

Sie leide unter gelegentlichen Kopfschmerzen, im Schnitt einmal wöchentlich, jeweils über einige Stunden. Die Schmerzen seien besonders ausgeprägt über dem Scheitel.

Der begleitende Vater gibt an, die Schwester der Patientin sei jetzt 18 Jahre alt, besuche die zwölfte Klasse des Gymnasiums, habe einen Zensurenschnitt von 3. Die familiären Verhältnisse seien harmonisch. Patientin sei zurückhaltender als ihre Schwester, nicht so offen, nehme nicht so schnell Kontakt auf. Sie habe Probleme, wenn ihr sprachlich etwas abverlangt werde. In der Schule seien ihr Aufsätze immer schwer gefallen. Fortlaufend habe sie Mühe, irgendwelche Zusammenhänge sprachlich darzustellen.

Befunde: Narben an der Stirnhaargrenze beidseits, leichtgradige Prominenz über der mittleren unbehaarten Stirn, kosmetische Beeinträchtigung hierdurch leichtgradig. Sonst regelrechter neurologischer Status. Im EEG Alphatyp. Über den vorderen Hirnabschnitten Grundaktivität unregelmäßig mit mäßiggradiger Thetaeinlagerung. Vermehrtes Auftreten von langsamen Thetawellen links frontal. Unter Hyperventilation vermehrtes Auftreten von steileren Abläufen des Alpha- und Theta-Frequenzbereiches beidseits temporobasal. Zurückhaltend, überläßt dem Vater die Gesprächsführung. Sprachlicher Ausdruck knapp, einfach, äußert sich überwiegend nur auf gezielte Fragen, nicht darüber hinaus. Zusammenhängende Sachverhalte werden nur sehr kurz dargestellt, dabei wird gelegentlich der wesentliche Kern ausgelassen. Stimme etwas heiser. Sprachfluß zögernd, monoton. Sprachaufbau sehr einfach. Keine aus dem Rahmen der insgesamt etwas dürftigen Sprachproduktion herausfallende Wortfindungsstörung. Verständnis für einfache sprachliche Zusammenhänge im Dialog nicht beeinträchtigt, komplexere Sachverhalte müssen in einfacher Form präsentiert werden, damit eine sinnentsprechende Antwort erfolgt. Zeitliche Gliederung der Vorgeschichte mühsam, unsicher, zum Teil lückenhaft. Rückgriff auf kurz zurückliegende Gesprächsinhalte sicher. Keine Ermüdungszeichen. Stimmung vom Aspekt her in Mittellage. Spontaneität, Modulation des affektiven Ausdrucks leicht reduziert. Mehrfach-Wortwahl-Test nach Lehrl: Prozentrang 10. Recurring-figures-Test nach Kimura: Prozentrang 35. Untertest „Wortgewandtheit" aus dem Wilde-Intelligenz-Tests (prüft Flüssigkeit der sprachlichen Einfälle): Prozentrang 66. Untertest „Abwicklungen" aus dem Wilde-Intelligenztest (prüft räumliches Vorstellungsvermögen): Prozentrang 99. Ein diktierter Testsatz („Wir verlieren nicht gern unsere Wertgegenstände") wird recht langsam, korrekt geschrieben, die Handschrift ist unauffällig. Eine Folge von sechs einsilbigen Zahlen wird korrekt nachgesprochen, längere Zahlenreihen werden nicht angeboten. Eine menschliche Figur wird auffallend klein gezeichnet, sonst ist die Darstellung im wesentlichen altersgerecht.

Beurteilung: Auszugehen ist von einem Zustand nach schwerer Schädel-Hirn-Verletzung mit computertomographisch faßbarem Substanzdefekt links frontal, einem Zustand nach Hemiparese rechts und Aphasie, von bleibenden kognitiven Störungen vor allem im sprachlichen Bereich. Eine Änderung in den für die Höhe der Rente (20%) maßgebenden Verhältnissen ist nicht eingetreten. Das Ausmaß der kognitiven Funktionsstörungen ist aber in den nervenärztlichen Vorgutachten durchweg zu niedrig eingeschätzt worden. Die einen kompetenten Eindruck vermittelnde psychologische Beurteilung aus der phoniatrischen Abteilung der HNO-Hochschulklinik 7/79 hat den verschiedenen Gutachtern entweder nicht vorgelegen oder ist nicht berücksichtigt worden. Hiernach ist mit ausreichender Wahrscheinlichkeit anzunehmen, daß Patientin über eine primär erheblich überdurchschnittliche Intelligenz verfügt, die durch das Schädel-Hirn-Trauma vor allem im sprachlichen Bereich nicht genutzt werden kann. Ein Teil der durchgeführten psychologischen Testungen war nicht auf die spezielle Situation der Untersuchten zugeschnitten, mangels ausreichender Information wurden manche Tests wiederholt. Auch bei der aktuellen Untersuchung

ist in einem nicht-sprachlichen Teilbereich der Intelligenz ein weit über dem Durchschnitt liegendes Ergebnis zu registrieren, das in krassem Gegensatz zur schulischen Laufbahn (über Jahre Sonderschulbesuch, mühsamer Erwerb des Hauptschulabschlusses) steht. Das überdurchschnittliche Ergebnis in „Wortgewandtheit" sagt im Grunde nur aus, daß dieser an Hirngesunden validierte Untertest nicht dazu geeignet ist, die bei der Patientin vorliegende Sprachstörung zu erfassen. Es ist geläufig, daß anfangs leicht-faßbare aphasische Störungen in schwieriger zu ermittelnde Beeinträchtigungen der allgemeinen Lernfähigkeit, des Abstraktionsvermögens einmünden. Diese Beeinträchtigungen sind fortlaufend gegeben, nicht ausreichend bewertet. MdE 40%. Mit einer wesentlichen Änderung ist nicht mehr zu rechnen. Es bleibt abzuwarten, inwieweit Patientin den Anforderungen der Ausbildung zur Friseuse – insbesondere im berufsschulischen Teil – gewachsen ist. Bei größeren Schwierigkeiten ist zu überlegen, inwieweit eventuell einfache Anlerntätigkeiten sinnvoll sind. Von ambulanten oder stationären rehabilitierenden Maßnahmen ist kein wesentlicher Erfolg zu erwarten. Nachuntersuchung in drei Jahren bzw. zwischendurch bei neuen Gesichtspunkten zu empfehlen.

9/92 erfolgt hier wieder eine neurologisch-psychiatrische Begutachtung – wieder auf Veranlassung der zuständigen Berufsgenossenschaft.

Patientin gibt an, sie habe im Juni ihre Abschlußprüfung zur Friseuse mit der Note 4 bestanden. Von dem Ausbildungsbetrieb sei sie nicht übernommen worden. Freie Stellen seien nach der Ausbildung nicht verfügbar gewesen. Derzeit sei sie arbeitslos, ihr sei aber schon eine Stelle in einem anderen Friseurbetrieb zugesagt, sie werde dort demnächst die Arbeit aufnehmen. In der Berufsschule habe sie gelegentlich Schwierigkeiten mit dem Lernstoff gehabt. Besonders schwer seien ihr Technologie und Gemeinschaftskunde gefallen. Einmal wöchentlich habe sie vier Stunden Nachhilfeunterricht bekommen. Vermutlich habe das Arbeitsamt diesen Unterricht bezahlt. Die Schulschwierigkeiten könne sie nicht auf Anhieb formulieren. In Technologie habe sich der Lehrer so merkwürdig ausgedrückt. In Gemeinschaftskunde habe ein anderer Lehrer sich vergleichsweise klar ausgedrückt, die Schwierigkeiten mit diesem Fach rührten wohl daher, daß der Stoff in sich schwierig sei.

Der Vater gibt an, Patientin sei in ihrem Verhalten weitgehend unauffällig, es sei gut mit ihr auszukommen. Schwierigkeiten gebe es erst, wenn sie etwas lernen müsse. Abgesehen von Mathematik falle ihr eigentlich jeder Lernstoff schwer. Sie brauche mehr Zeit als andere, um den Lernstoff aufzunehmen, andererseits auch mehr Zeit, um das Gelernte sprachlich auszudrücken. Sie halte Kontakt zu ihrer Freundin, sei insofern nicht isoliert. Andererseits falle doch auf, daß die 21jährige Schwester rascher Kontakt knüpfe. Patientin sei in allem etwas reservierter und vorsichtiger. Die Schwester habe mittlerweile das Abitur absolviert, werde vermutlich demnächst das Studium der Erziehungswissenschaften aufnehmen.

Befunde: Neurologischer Status wieder regelrecht. EEG unverändert. Sprachlicher Ausdruck knapp, einfach, ausreichend sicher bei konkret-einfachen Themen. Deutliche Formulierungsprobleme hinsichtlich zusammenhängender Ereignisse, abstrakter Themen. Die Formulierungen wirken oft unscharf, am wesentlichen vorbeigehend. Wortschatz und Satzbau sehr einfach. Deutliche Mühe bei der zeitlichen Gliederung von Ereignissen, wesentliche Daten sind nur zum Teil präsent. Konzentration intakt. Das Ausdrucksverhalten wirkt durchweg ernst, angestrengt, etwas angespannt. Stimmung und Antrieb vom Aspekt her in Mittellage. Reaktionen bedächtig. Umstellung auf ein neues Thema mühsam. Auf erneute psychologische Testung wird verzichtet.

Beurteilung: Keine neuen Gesichtspunkte, MdE weite 40 %.

Zwischendurch hatte sich die Berufsgenossenschaft noch eine Stellungnahme von einem anderen Neurologen wegen der unterschiedlichen Einschätzung der MdE (hier 40 %, 20 % von anderer Seite) eingeholt - in der Stellungnahme wurde die hiesige Auffassung unterstützt.

Ende 92 wurde von der Berufsgenossenschaft eine Stellungnahme angefordert, welche Schul- und Berufsausbildung ohne Unfall erreichbar gewesen wäre. In der hiesigen Stellungnahme wurde ausgeführt, unter Kenntnis des familiären Hintergrundes, der psychologischen Testergebnisse, des bisherigen Ausbildungsganges sei von primär überdurchschnittlicher Intelligenz, Zielstrebigkeit und Ausdauer auszugehen. Der Realschulabschluß wäre vermutlich problemlos bewältigt worden. Zum längerfristigen Ausbildungsgang seien grundsätzlich nur Spekulationen möglich. Hinsichtlich der Voraussetzungen an Intelligenz und Ausdauer sei das Abitur wahrscheinlich erreichbar gewesen. „Ich kann mir gut vorstellen, daß bei durchschnittlich-unkomplizierten Lebensbedingungen die Position einer qualifizierten Sachbearbeiterin erreicht worden wäre, bei ungünstigen Bedingungen (Krankheiten, zwischenmenschlichen Problemen) wäre weniger, bei günstigen Bedingungen mehr zu erreichen gewesen."

Kommentar: Bei unzulänglichen Informationen zur Vorgeschichte besteht die Gefahr, daß im Falle einer erneuten Begutachtung die MdE gesenkt wird. Dies wäre aus meiner Sicht nur zu rechtfertigen, wenn die Patientin wesentlich über das Berufsniveau einer Friseuse hinaus gelangt. Sie hat dieses Niveau mit großer Mühe erreicht. Das in ihr steckende Potential - nämlich z. B. das Niveau einer qualifizierten Sachbearbeiterin ohne große Mühe zu erreichen - hat sie durch den Unfall verloren. Die MdE 40 % stellt im vorliegenden Fall sowohl das Ausmaß der Hirnleistungsstörung als auch den hierdurch eingetretenen Verlust an beruflichem, sozialem Potential dar. Inwieweit die relative Invalidität grundsätzlich höher liegen darf als die absolute Invalidität, ist u. a. auch ein juristisches Problem, das hier nicht weiter erörtert werden soll.

Zu dem Zusammenhang zwischen Invaliditätsgrad einerseits - Verlust an beruflich-sozialem Potential durch den Unfall andererseits: Wenn vor dem Unfall ein Realschulabschluß plausibel erscheint, aber nur ein Hauptschulabschluß erreicht wird, ist eine Invalidität in der Größenordnung von 20 % wahrscheinlich. Wenn der Hauptschulabschluß nur über den Sonderschul-Umweg erreicht wird, ist eine Invalidität der Größenordnung 30 % wahrscheinlich. Wenn bei plausiblem Abitur nur der Realschulabschluß bzw. direkte (ohne Umweg über Sonderschule) Hauptschulabschluß erreicht wird, sind Invaliditäten in der Größenordnung von 20 bzw. 30 % anzunehmen. Im dargestellten Fall erscheint Abitur plausibel, erreicht wird der Hauptschulabschluß über den Umweg Sonderschule, entsprechend ist eine Invalidität von 40 % wahrscheinlich. Diese Aussagen verlieren an Gewicht, wenn wesentliche Faktoren außerhalb des unmittelbaren Leistungsbereiches interferieren – z. B. „Aussteigertendenzen" eines Jugendlichen im Konflikt mit leistungsorientiert-dominanten Eltern. Bei aller Anerkennung solcher interferierenden Faktoren: Wenn nach einem schweren Schädel-Hirn-Trauma die schulische bzw. berufliche Entwicklung weit unter den bisherigen Erwartungen verläuft, ist zunächst das Schädel-Hirn-Trauma als wesentliche Ursache in Betracht zu ziehen. Bei mangelndem Nachweis interferierender Faktoren ist die Distanz zwischen primär-plausiblem und erreichtem Ausbildungsziel das wichtigste Kriterium der Hirnleistungsstörung. Diese Distanz ist ja im Grunde das Objekt der psychologischen Meßverfahren. Um es anders auszudrücken: Die Wirklichkeit vermittelt mehr Information als das Verfahren, welches Aspekte der Wirklichkeit erfassen soll.

Zur Unterlassung im testpsychologischen Zusatzgutachten 1981: Wer in den 50er und 60er Jahren Psychologie studierte, wurde mit recht schlichten Modellen zur Erfassung von „Hirnorganikern" konfrontiert. Als hirnorganische Zeichen galten relativ schlechte Leistungen im visuell-konstruktiven Bereich. Aus dem Rahmen fallende sprachliche Schwächen lagen nicht im Blickfeld, weil diese bei Sprachheilpädagogen, Phoniatern, nur selten beim Psychologen landeten. Entsprechend gab es über Jahrzehnte Psychologen, die nichts mit einem schlechten Verbalteil in Wechsler-Tests anfangen konnten, gar nicht auf den Gedanken einer abgelaufenen Aphasie kamen. Daß Hauptgutachter und Richter eine Unterlassung der vorliegenden Art überlesen, kommt nicht ganz selten vor.

Interessant ist die Verbesserung des Verbal-IQ im Zeitraum 81 bis 84, die nicht allein auf Übung bzw. Wiederholung des Tests zurückzuführen ist. Bei im Kindes- bzw. Jugendalter erlittener Aphasie gibt es kompensierende Mechanismen, die eine testmäßige Erfassung der alten Hirnschädigung zunehmend erschweren (siehe auch Beurteilung des Gutachtens 89). Es liegt auf der Hand, daß ein weitgehend sprachabhängiges Verfahren wie der Mehrfach-Wortwahl-Test nach Lehrl seinen Aussagewert als Kriterium eines Maßes unfallunabhängiger Kompetenzen verliert, sofern durch den Unfall gerade sprachliche Kompetenzen betroffen sind – dieser Test kann dann umgekehrt zu einem Meßverfahren unfallbetroffener Kompetenzen werden.

Restzustände nach kindlichen bzw. jugendlichen Aphasien werden mangels geeigneter Testverfahren oft besser in der Gesprächssituation faßbar bleiben – indem man sich z. B. komplexere, „abstrakte" Zusammenhänge, Sprichwörter u. ä. erklären läßt.

Ein Patient, der im Kindesalter ein schweres Schädel-Hirn-Trauma erlitten hat, weist oft Verhaltensauffälligkeiten wie z. B. übermäßig langsam-kontrollierte Redeweise, mangelndes Gespür für „Feinheiten" im sozialen Kontakt o. ä. auf, die in Unkenntnis der Vorgeschichte leicht für „primäre" Persönlichkeitsmerkmale gehalten werden.

Manchmal verlieren Kinder, Jugendliche zwei Schuljahre durch einen Unfall, können trotzdem auf der Schule verbleiben. Wenn jemand bis zum Unfall problemlos sein Schulpensum absolviert hat, zwei Jahre verliert und dann nur noch mit Mühe das Klassenziel erreicht, ist eine Invalidität von mindestens 30 % anzunehmen.

Zu psychischen Unfallfolgen: Neurotisch-erlebnisreaktive Faktoren spielen häufig eine Rolle, wenn sich die Eltern nicht mit den Hirnleistungsstörungen bzw. dem Potentialverlust abfinden können. Es ist eine offene Frage, inwieweit aus im Kindes- und Jugendalter erlittenen Schädel-Hirn-Traumen eine Disposition zur Psychose abzuleiten ist. Studien an ausreichend großen Stichproben sind mir nicht bekannt –

die erwähnte finnische Statistik (1) gilt nur für Personen, die im Erwachsenenalter ein Schädel-Hirn-Trauma erlitten haben. Insofern kann der Gutachter entsprechende Zusammenhänge unbelastet von gesicherter Kenntnis verfolgen. Andererseits muß er sich dann im klaren sein, daß sein Kenntnisstand nicht wesentlich über dem eines gebildeten Laien, z. B. eines Richters liegt. Natürlich lassen sich in diesem Bereich plausibel anmutende Hypothesen formulieren – daß z. B. die Entwicklung eines stabilen Selbstbildes erschwert wird, wenn die Eltern einem der Familientradition verpflichteten Konzept anhängen, welches durch das Schädel-Hirn-Trauma nicht mehr realisiert werden kann. Solche Hypothesen haben eben nur den Nachteil, daß sie nicht empirisch-statistisch belegt sind, eventuell an der Wirklichkeit vorbeigehen.

9.3 Hirnwerkzeugstörungen

Nachstehend sollen Fallbeispiele für „Hirnwerkzeugstörungen" geliefert werden. Zunächst drei aphasische Syndrome, jeweils ohne gewichtige psychopathologische bzw. testpsychologische Zusatzbefunde:

Fall 4c

Männlich, 40 Jahre alt. Patient der hiesigen Praxis. Untersuchung und Bericht 2/00 für LVA und Krankenkasse im Rahmen der Auseinandersetzung, welche der beiden Institutionen für die stationäre Anschlußheilbehandlung zuständig ist.

Laut kardiologischen Berichten Zustand nach operativem Verschluß eines Vorhofseptumdefektes 3/64, hochgradige Mitralstenose, Zustand nach Ersatz von Mitral- und Tricuspidalklappe 6/94, fortlaufende Marcumarisierung, Zustand nach Schrittmacherimplantation 6/94 bei AV-Block III. Grades, mittelschwere Aorteninsuffizienz, kleiner Ventrikelseptumdefekt. Mediainfarkt links mit sekundärer Einblutung 9/99. Akutversorgung einschließlich Heparinisierung, zweiwöchige stationäre Behandlung in neurologischer Klinik. Anschließender Aufenthalt in der Rehabilitationsklinik über weitere zwei Wochen. Im Aachener Aphasietest „gestörtes Sprachverständnis für abstrakte Sachinhalte, die sehr komplex sind. Dysgraphie." Ambulant fortlaufende logopädische Behandlung.

Als Ursache des Hirninfarktes unter laufender Marcumarisierung wird eine Hyperhomocysteinämie diskutiert, Untersuchungen in dieser Richtung laufen.

Patient legt ein Schreiben der Sprachtherapeutin vor, hiernach leichte Worfindungsstörung, erhebliche Schreibstörung.

Befunde: Neurologischer Status einschließlich EEG regelrecht. Situationsgerechtes Verhalten. NK 7, WF 20, BK 8, VM 10. Im dichotischen Hörtest 30 Linksohrtreffer, 47 Rechtsohrtreffer. Trail Making Test, Teil A in 55 Sekunden, Kreisversion in 12 Sekunden absolviert. Menschliche Figur hinsichtlich Konstruktion und Elementenzahl normal, auffällig die Darstellung des Mundes entsprechend einer um 90° gedrehten Acht, die stummelförmige Darstellung der Hände (rechts mit drei Fingern), korrigierende Striche am Rumpfrand beidseits, am rechten Bein, linken Fuß.

Am Rande: Daß BK höher liegt als NK (maximal kann diese Differenz nach der Versuchsanordnung 1 betragen) kommt nur selten vor. Inwieweit diese Rarität eine diagnostische Bedeutung hat, bleibt vorläufig offen.

Im Dialog Sprachverständnis intakt, Sprachproduktion etwas langsam mit gelegentlichem Zögern am Wortanfang. Grobe Wortfindungsstörungen sind nicht zu erkennen, auch keine Paraphasien. Patient selbst gibt aber an, das Sprechen strenge ihn an. Bei gezieltem Nachfragen wird deutlich, daß Patient Zusammenhänge schwer darstellen kann, daß er auch Ereignisse des Tages nicht ohne weiteres in eine logisch-zweckmäßige Folge bringen kann. Er hat Mühe, Wesentliches vom Unwesentlichen auf der sprachlichen Ebene zu trennen. Dies wird z. B. deutlich, wenn die Ereignisse des Vortages mitgeteilt werden sollen.

Normal fallen Kurzform des Token-Tests, Benennen von Objekten, verbales Assoziieren aus. Lesen eines Textes langsam. Beim Diktatschreiben einsilbige Worte etwas langsam, überwiegend korrekt geschrieben, Fehlerhäufungen bei zweisilbigen, Abbruch bei längeren Worten. Bei intakter NK auf Prüfung der Nachsprechmenge verzichtet.

Beurteilung: Aphasie in weitgehender Remission, am ehesten leichtgradige Form vom amnestischen Typ. Zusätzlich deutliche Schreibstörung. Keine Störung im psychologischen Basissatz, die etwas skurrile Darstellung der menschlichen Figur ist nicht als pathologisch zu werten. Invalidität 40 %. Prognose noch nicht ausreichend abzuschätzen.

Fall 8a

Männlich, 43 Jahre alt. Antrag auf Verlängerung der zeitlich befristeten Erwerbsunfähigkeitsrente. Gutachten für die LVA 4/99.

Laut Klinikberichten Herzhypertrophie, zeitweiliger Alkoholabusus, gelegentliche Gichtanfälle, Vorhofflimmern mit absoluter Arrhythmie, zeitweilige Marcumarisierung, Bluthochdruck, Übergewicht. Infarkt im Versorgungsgebiet der linken A. cerebri media 16.06.97 mit inkompletter globaler Aphasie, brachiofacialbetonter Hemiparese rechts. Stationäre Rehabilitation April/Mai 98 über fünf Wochen. Die logopädische Diagnose lautet: „Schwere bis mittelgradige Broca-Aphasie". Die zuletzt ausgeübte Tätigkeit als Schlosser sei nicht mehr zumutbar. „Es besteht eine Restleistungsfähigkeit für Tätigkeiten ohne jegliche Anforderungen an verbale oder sprachliche Kommunikationsfähigkeit sowie für Tätigkeiten ohne erhöhte Anforderungen an die Gebrauchsfähigkeit der rechten Hand."

Hier berichtet der Patient über anhaltende Bewegungs- und Sprachstörungen. Wiederaufnahme einer beruflichen Tätigkeit traue er sich nicht mehr zu. Er sei in fortlaufender logopädischer Behandlung, krankengymnastische Behandlungen erhalte er nicht mehr. Alkohol trinke er nur noch selten, maßvoll. Seinen Zigarettenkonsum habe er auf eine Schachtel wöchentlich reduziert.

Befunde: Keine Hirnnervenausfälle. Im Extremitätenbereich Rechtsbetonung der Muskeleigenreflexe, leichte Tonussteigerung rechts. Babinski rechts positiv. Erhebliche Verlangsamung und Unsicherheit der Bewegungen rechts, eine Minderung der groben Kraft ist nicht zu registrieren. Angabe verminderter Berührungsempfindung durchgehend in der rechten Körperhälfte. Leichte bis mittlere Gangstörung mit reduzierter Mitbewegung des rechten Armes, Nachziehen des rechten Beins. Situationsgerechtes, differenziert anmutendes Verhalten. Im EEG frequenzlabile Grundaktivität mit Schwerpunkt im Alphabereich, gelegentlicher Vermehrung von Thetawellen links temporal und frontal, verstärkt unter Hyperventilation (jetzt treten linksseitig auch vereinzelte Deltawellen auf).

Dopplersonographisch regelrechte Verhältnisse über A. supratrochlearis und Halsabschnitt der Karotiden rechts. Linksseitig Nullströmung über der A. supratrochlearis, die A. carotis interna ist nicht aufzufinden. Der Fluß der linken A. carotis communis ist reduziert. Hiernach also Verschluß der linken A. carotis interna anzunehmen

Patient drückt sich überwiegend recht knapp im Telegrammstil aus. Wortfindung leichtgradig gestört. Sprachverständnis im Dialog leichtgradig gestört. Ereignisse des letzten Tages können nur mit erheblicher Mühe, Verlangsamung dargestellt werden. Artikulation holprig, Sprachfluß erheblich beeinträchtigt. Vereinzelte phonematische Paraphasien.

Token-Test: In der ersten Reihe werden sieben von zehn Aufgaben richtig gelöst. In der dritten Reihe werden drei von zehn Aufgaben richtig gelöst. In der fünften Reihe überwiegen die Fehler, komplexere Aufforderungen (z. B. Satzkonstruktionen mit „nachdem") werden nicht bewältigt.

NK 2. Auf eine getrennte Ermittlung der Nachsprechmenge wird verzichtet.

Bildobjekte des täglichen Lebensraumes werden überwiegend richtig benannt. Ein gedruckter Text wird mühsam, verständlich erlesen. Bei Aufforderung zum Schreiben wird die linke Hand eingesetzt. Der Buchstabe A wird korrekt geschrieben, die Buchstaben W und D werden nicht bewältigt (auch wenn unterstützend „Wilhelm" bzw. „Dora" vorgesprochen wird).

Im dichotischen Hörtest 66 Linksohrtreffer, 4 Rechtsohrtreffer, also schweres pathologisches Rechtsohrdefizit.

Beurteilung: Globale Aphasie in unvollständiger Rückbildung, Grad mittelschwer bis schwer, Invalidität 80 %. Zusätzlich spastische Hemiparese rechts mittleren Grades, Invaliditätsgrad 50 %. Gesamtinvalidität 90 %. Nach dem Verlauf Erwerbsunfähigkeit auf Dauer anzunehmen. Aphasieformen der vorliegenden Art werden häufig dem Broca-Typ zugeordnet. Aus meiner Sicht ist die Zuordnung zum globalen Typ aus vielen Gründen, u. a. wegen des Rechtsohrdefizites im dichotischen Hörtest (welches für eine Beteiligung von Hörzentrum und zugehörigen Assoziationsfeldern spricht) eher angemessen. Auf die Durchführung des psychologischen Basissatzes, des verbalen Assoziationsverfahrens wird verzichtet. Die Entscheidung hinsichtlich des Rentenantrages steht ohnehin fest. Es ist nicht wahrscheinlich, daß sich aus den zusätzlichen genannten Tests eine Anhebung der Invalidität auf 100 % ergeben hätte.

Fall 10a

Männlich, 25 Jahre alt. Unfall 08.12.97. Gutachten für private Unfallversicherung. Untersuchung 3/00.

Dokumentiert sind ein Polytrauma einschließlich schweren Schädel-Hirn-Traumas durch Schädelbasisfraktur rechts, Kontusionsherde links frontotemporoparietal, mehrwöchige Bewußtseins- und Verhaltensstörungen, persistierende schwere Aphasie. Die Dokumentation ist unvollständig vor allem hinsichtlich radiologischer Daten.

Die begleitende Mutter gibt an, das sprachliche Problem stehe im Vordergrund. Das Sprachverständnis sei wohl zumindest teilweise intakt, zumindest wenn man langsam mit ihm spreche. Der Bewegungsablauf sei allerdings langsamer geworden. Er wohne im gleichen Haus, es sei gut

mit ihm auszukommen. Seit dem 01.02. absolviere er eine berufsfördernde Maßnahme zu Lasten der Berufsgenossenschaft.

In der Schule habe er Probleme mit Rechtschreibung und Lesen gehabt, sei zeitweilig als Legastheniker eingestuft, auf die Sonderschule umgeschult worden. Er habe die Schwäche aber im weiteren Verlauf ausgleichen können, den Hauptschulabschluß erreicht. Eine Ausbildung zum Dachdecker habe er problemlos absolviert, sei auch zum Zeitpunkt des Unfalls als Dachdecker tätig gewesen. Er sei bei der Arbeit abgestürzt.

Vom Untersuchten selber ist mühsam unter Einsatz von Gesten, Vorgaben (die nur mit ja/nein zu beantworten sind) zu erfahren, daß ihm in der Erinnerung einige Stunden vor dem Unfall, drei Monate nach dem Unfall fehlen.

Befunde: Keine Ausfälle im Hirnnervenbereich. Im Extremitätenbereich etwas langsamer Bewegungsablauf, keine Halbseitenzeichen. Im EEG Normalbefund. Die Ermittlung von NK bringt ein kurioses, mir in ähnlicher Form nicht geläufiges Resultat. Ein und zwei Worte werden jeweils im ersten Anlauf richtig reproduziert. Das dritte präsentierte Wort („Eis") wird nicht nachgesprochen, offensichtlich besteht eine auf das Wort bezogene Blockade. Der Untersuchte drückt aus, daß er weiß, was gemeint ist. Er zeichnet immer wieder mit den Fingern ein Viereck. Der Versuch wird daraufhin fortgesetzt. In der Folge wird zwischen Nachsprechen des zweiten und vierten Wortes jeweils ein Viereck gezeigt, diese Reproduktion wird als korrekt gewertet. Die Folgen von vier bis sechs Worten werden im ersten Anlauf, sieben Worte im dritten, acht Worte im ersten, neun Worte im fünften Anlauf bewältigt. Zehn Worte werden auch nach fünffacher Präsentation nicht richtig nachgesprochen, es ist auch keine Annäherung zu erkennen. WF 5, BK 8 (wieder unter Einschluß der korrekt gewerteten Darstellung von „Eis"), VM 9. Im dichotischen Hörtest 5 Linksohrtreffer, 85 Rechtsohrtreffer. Trail Making Test, Teil A in 32 Sekunden, Kreisversion in 13 Sekunden absolviert. Figurenzeichnen: Dargestellt werden ein kreisförmiger Kopf, Hals, Rumpf, Beine einschließlich Füße (ohne

Zehen), linker Arm einschließlich fünf Fingern jeweils zweidimensional bzw. umrißhaft ohne jede Binnendifferenzierung. Fehlende Darstellung des rechten Armes.

Patient ist nicht in der Lage, einen Sachverhalt wie z. B. Ablauf des bisherigen Tages innerhalb ein bis zwei Minuten auch nur annähernd verständlich darzustellen. Er bringt nur mühsam, stoßhaft vereinzelte, zum Teil durch phonematische Paraphasien verzerrte Worte heraus („Telegrammstil"), setzt zusätzlich Gesten ein. Im Dialog erscheint das Sprachverständnis weitgehend intakt, sofern Fragen langsam und kurz gestellt werden.

Token-Test: Von den zehn Aufgaben der ersten Reihe werden sieben richtig gelöst. Drei Aufgaben der dritten Reihe werden nacheinander nicht bewältigt, der Test wird daraufhin abgebrochen.

Objektbenennen: Patient soll gezeigte Gegenstände auf dem Schreibtisch bzw. auf Karten gemalte Objekte benennen. Schere, Gabel werden richtig benannt. Türschloß, Lupe werden nicht benannt. Eine Stimmgabel wird als „Gabel" bezeichnet. Ein Papierblock wird als „Block" bezeichnet. Ein vom Block herausgelöstes Papier wird als „weiß" bezeichnet.

Textlesen: Patient liest sehr langsam, mühsam mit vereinzelten phonematischen Paraphasien. Der Sinn des Textes wird nicht erfragt.

Diktatschreiben: Präsentiert wird „wir verlieren", hieraus wird „war spiel".

Auf das Testwort „Adler" werden innerhalb einer halben Minute die Assoziationen Vogel, fliegen, in der restlichen halben Minute dann keine weitere Assoziation mehr geliefert.

Die Nachsprechmenge wird bei bereits ermittelter NK nicht bestimmt.

Beurteilung: Schwere Aphasie mit überwiegend motorischer Komponente („Broca-Aphasie"). Invalidität 100 %. Eine allgemeine leichte psychomotorische Verlangsamung ist in dieser Einschätzung enthalten. Mit einer wesentlichen Besserung der Aphasie ist nicht mehr zu rechnen. Eine Abstufung auf 90 % wäre vertretbar,

wenn Patient längerfristig an einem behindertengerechten Arbeitsplatz integriert wird. Die Darstellung der menschlichen Figur ist als mittelgradig-pathologisch einzustufen. Eine gewichtige visuell-konstruktive Störung ist bei normaler VM, normalem Ergebnis hinsichtlich Trail Making Test und Kreisversion wenig wahrscheinlich.

Kommentar: Anzustreben ist zunächst eine Invaliditätsschätzung allein aus dem aphasischen Syndrom. Eventuell bei der zusätzlichen testpsychologischen Untersuchung resultierende Ausfälle sind getrennt zu berücksichtigen. Gelegentlich kommen bei Aphasikern pathologisch anmutende Figurenzeichnungen ohne sonstigen Hinweis auf visuell-konstruktive Störung vor – ihr Aussagewert ist unklar. Bei eventuell erwerbsfähigen Aphasikern ist das Rechnen zu prüfen.

Nachstehend werden zwei Fälle mit visuell-konstruktiver Störung vorgestellt:

Fall 3b

Weiblich, 48 Jahre alt. Die Patientin wird in der hiesigen Praxis auf kassenärztlicher Grundlage betreut. Antrag auf Verlängerung der zeitlich befristeten Rente bei der BfA. Begutachtung in anderer Praxis steht an. Untersuchung hier 3/00, der Bericht wird für den Gutachter mitgegeben.

Es liegt der Bericht aus einer neurochirurgischen Klinik vor. Hiernach plötzlicher Zusammenbruch, Bewußtseinsverlust 5/95. Bei Aufnahme nicht ansprechbar, Babinski beidseits positiv, linker Arm in Beugehaltung, linkes Bein in Streckhaltung. Normaler Pupillenbefund, keine Nackensteife. Im CCT ausgedehnte Blutungen subarachnoidal, rechts intracerebral frontotemporoparietal, in den vierten Ventrikel. Die Angiographie habe ein mehrkuppiges breitbasiges Mediaaneurysma rechts dargestellt. Wegen der massiv raumfordernden Wirkung der intracerebralen Blutung sofortige Anlage einer externen Liquordrainage links, anschließend Ausräumung der Blutung, Clippung des Aneurysma. Postoperativ Pneumonie nach Aspiration, dopplersonographisch verifizierte massive Spasmen der basalen Hirngefäße. Neurologische Stabilisierung „verzögert", relativ langer Aufenthalt auf der Intensivstation mit Beatmung (keine Datierungen). Verlegung mit spastischer Halbseitenlähmung links auf die Normalstation. Bei der Übernahme wach, adäquate Reaktionen auf Ansprache mit Kopfnicken, Sprachverständnis intakt. Im Ansatz habe Patientin auch zaghafte Laute von sich gegeben, sich zu artikulieren versucht. Bei der Kontrolle des CCT eine Woche nach der Aufnahme deutliche Reduktion der intracerebralen Blutung mit perifokalem Ödem, nur noch diskreter Mittellinienverlagerung, anhaltender Kompression des zweiten Ventrikels. Drei Wochen nach der Aufnahme Verlegung in Rehabilitationsklinik. Dortiger Aufenthalt über ein Jahr. Bei der Aufnahme schwere spastische Halbseitenlähmung links, deutliche Verlangsamung. „Es lag eine motorische Aphasie vor, aber eine Verständigung war gut möglich". Patientin habe mit Kopfnicken und Kopfschütteln geantwortet. „Lebenspraktisch war sie vollständig pflegebedürftig." Bei der Entlassung Orientierung intakt, lebenspraktisch selbständig. Patientin sei bis zum freien Gehen mobilisiert, für längere Strecken benötige sie einen Einpunktstock, im Zimmer bewege sie sich frei. Das Arbeitstempo sei verlangsamt. Im Fach Deutsch habe sie das Niveau der siebten/achten Klasse, in Mathematik das Niveau der fünften/sechsten Klasse erreicht. Beeinträchtigt seien Auffassung, schlußfolgerndes Denken.

Vorstellung hier 7/96. Es besteht eine schwere spastische Halbseitenlähmung links, distal- und streckerbetont, die Greiffunktion der Hand ist aufgehoben. Muskeleigenreflexe linksbetont. Babinski links positiv. Mäßige Tonussteigerung von linkem Arm und linkem Bein. Gefühlsminderung links, homonyme Hemianopsie links. Keine aphasischen Störungen. Verlangsamt in Auffassung und Umstellung. Lächelnd, der Affekt wirkt nicht ganz adäquat. Bei Erhebung der Vorgeschichte muß der Ehemann immer wieder einspringen. Im EEG Alphatyp, erhebliche Verlangsamung über der gesamten rechten Hirnhälfte mit kontinuierlichem Deltaherd rechts temporal, dort sind mehrfach spikes und sharp waves zu registrieren. Patientin und begleiten-

der Ehemann berichten über zwei generalisierte Krampfanfälle Anfang des Jahres, einen weiteren Anfall vor einer Woche. Anhebung der Carbamazepin-Dosis von täglich 600 auf 900 mg.

Im weiteren Verlauf erfolgen Berentung, sporadische Wiedervorstellungen.

Bei der Vorstellung 3/00 gibt Patientin an, in der Zwischenzeit seien generalisierte Krampfanfälle ein bis zweimal jährlich abgelaufen, letztmalig August 99. Sie halte ihre mentalen Funktionen für im wesentlichen intakt, sei allerdings durch Störungen des Kurzzeitgedächtnisses beeinträchtigt, sie verlege häufig Gegenstände. Dies könne lästig sein. Sie habe auch Schwierigkeiten, sich in der linken Raumhälfte richtig zu orientieren. Seit der Hirnblutung seien sowohl das Gehör als auch das Gesichtsfeld linksseitig beeinträchtigt, vorher habe sie keine entsprechenden Probleme gehabt. Sie bekomme es nicht mit, wenn sich ihr jemand von links hinten nähere. Diese Störungen hinsichtlich Wahrnehmung und Handlungen in der linken Raumhälfte seien zeitweilig erheblich ausgeprägter gewesen, in der Rehabilitationsklinik gezielt behandelt worden. Sie habe den Realschulabschluß, eine Ausbildung zur Verwaltungsangestellten absolviert, sei zum Zeitpunkt der Blutung in diesem Beruf tätig gewesen. Sie sei verheiratet, habe einen 11jährigen Sohn. Ihr Mann komme mit der Behinderung nicht zurecht, sie sei ausgezogen, habe den Sohn mit sich genommen. Insgesamt habe sie das Gefühl, daß sie ihr Leben meistere. An eine Berufstätigkeit sei nicht mehr zu denken.

Befunde: Unverändert schwere sensomotorische Störungen der linken Körperhälfte mit aufgehobener Greiffunktion der Hand. Bei der fingerperimetrischen Untersuchung gibt Patientin an, sie sehe die Finger im äußeren linken Gesichtsfeld „undeutlich, schwach". Entsprechende Angabe, wenn gleichzeitig mit beiden Fingern vor ihren Ohren gerieben wird. Andererseits nimmt sie bei getrennter Prüfung Flüstersprache auf beiden Ohren gut wahr. Das EEG ist unverändert mit Deltaherd und Krampfpotentialen rechts temporal.

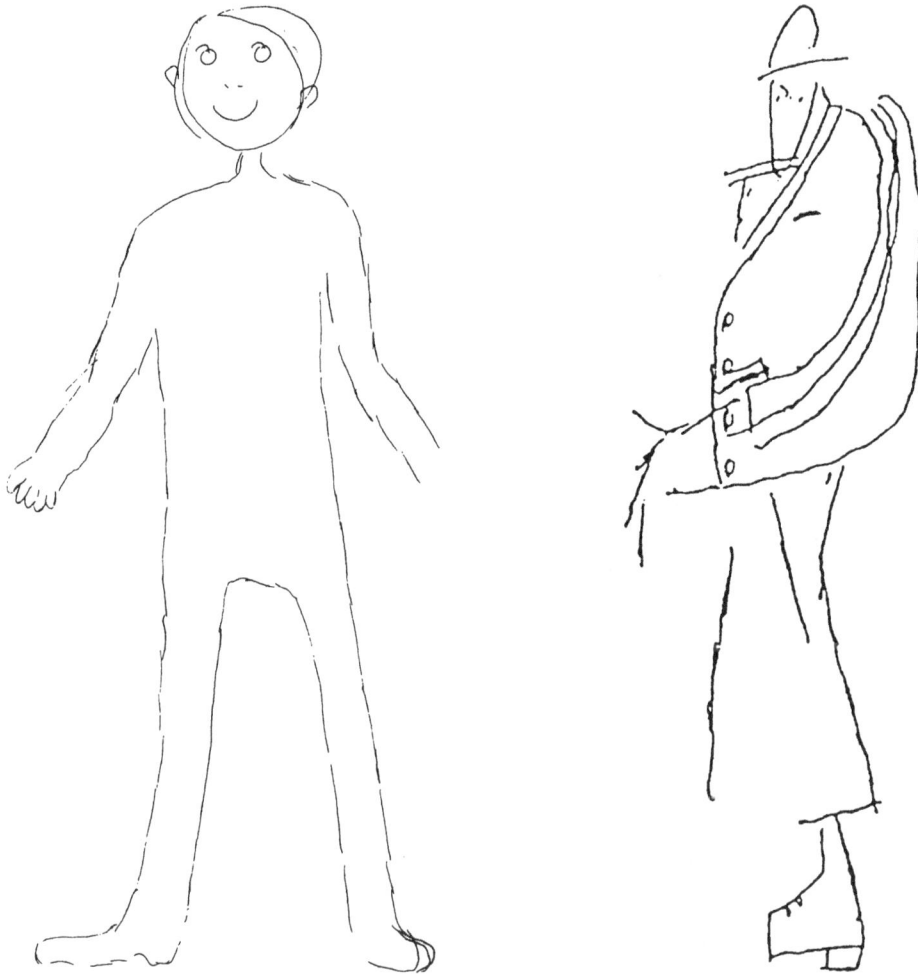

Abb. 3: Auf der linken Bildhälfte „falscher" neglect (Fall 3b), auf der rechten Bildhälfte "richtiger" neglect.

NK 8, WF 17, BK 6, VM 5. Im dichotischen Hörtest 31 Linksohrtreffer, 81 Rechtsohrtreffer. Trail Making Test, Teil A in 88 Sekunden, Kreisversion in 16 Sekunden absolviert. Beim Figurenzeichnen fällt das Fehlen der rechten Hand auf (siehe Abbildung 3). Im 6×6-Gesichter-Test gelangt Patientin bis zu einer Folge von vier Gesichtern, nach dem eingeschobenen Figurenzeichnen (siehe oben) werden alle vier Gesichter auf Anhieb richtig gezeigt.

Orientierend werden noch die vier Grundrechenarten im Zahlenraum bis 100 geprüft, ohne pathologisches Ergebnis. Im Gegensatz zum psychopathologischen Befund 6/96 wirkte Patientin jetzt durchgehend differenziert, situationsadäquat, selbstkritisch.

Testbeurteilung: Mittelgradig pathologisch sind das Ergebnis im Trail Making Test, das Linksohrdefizit. Leichtgradig pathologisch ist die Reduktion von VM. Das Fehlen der rechten Hand im Figurenzeichnen ist schwer zu erklären, eventuell Folge des Zeitdrucks. Es paßt jedenfalls nicht zu den sonst vorliegenden Hinweisen auf einen rückläufigen hemi-neglect der linken Seite.

Gesamtbeurteilung: Schwere sensomotorische Störungen, homonyme Hemianopsie links, seltene hirnorganische Anfälle. Invalidität 80%. Rückläufige Hirnleistungsstörung mit rückläufigem hemi-neglect links. Invalidität 30%. Gesamtinvalidität 90%.

Kommentar: Natürlich läßt sich das pathologische Linksohrdefizit im dichotischen Hörtest auch unter den neurologischen Befunden aufführen. Symptome eines hemi-neglect sind sowohl im Rahmen von neurologischen Herdsymptomen als auch von Hirnwerkzeugstörungen abzuhandeln, die terminologische Grenzziehung ist willkürlich. Zum Fehlen der rechten Hand im Figurenzeichnen: Es handelt sich um einen nicht passenden Befund, wie er in der gutachterlichen Praxis häufig vorkommt. Man muß sich als Gutachter immer wieder vor Augen halten, daß in der wissenschaftlichen Literatur Ergebnisse veröffentlicht werden, die zu anatomischen, physiologischen Modellvorstellungen passen. Nicht passende Befunde werden nicht veröffentlicht. Die neuropsychologische Literatur zu visuell-konstruktiven Störungen einschließlich hemi-neglect ist voll von eindrucksvollen Darstellungen einer nicht gezeichneten Figurenhälfte, passend zur Seite des hemi-neglect (siehe Abbildung 3). Es fehlen Angaben zur Frage, inwieweit die zeichnerische Vernachlässigung einer Figurenhälfte obligates Symptom eines hemi-neglect ist. Am gleichen Tag wurde hier eine „Schlaganfallpatientin" vorgestellt, die unter erheblicher Unruhe, choreatischen Bewegungsstörungen, einem ausgeprägten hemi-neglect links litt – sie stellte eine menschliche Figur (wie auch andere Figuren, z. B. ein Fahrrad) mit Konstruktionsfehlern, aber ohne Vernachlässigung einer Figurenhälfte dar, steuerte ihre zeichnerische Aktivität mit Worten wie z. B.: „Jetzt kommt hier der rechte Arm hin, jetzt kommt hier der linke Arm hin." Es stellt sich die Frage, ob die Durchführungszeit für das Figurenzeichnen zu kurz ist (da ja die Auslassung der rechten Hand auch Folge von Zeitdruck gewesen sein kann). Eine Anhebung der Durchführungszeit auf 1½ Minuten kommt in Frage, die Vor- und Nachteile eines solchen Vorgehens sind im vorliegenden Rahmen nicht zu erörtern. Der allgemein übliche Ver-

zicht auf eine zeitliche Begrenzung zeichnerischer Produktionen ist problematisch, da der Einfluß des Untersuchers auf den Zeitpunkt des Abbruchs unkontrollierbar bleibt. Auffallend ist auch die Diskrepanz zwischen den Ergebnissen im Trail Making Test und der Kreisversion. Das vorliegende Material reicht nicht aus zur Bewertung entsprechender Diskrepanzen.

Fall 9a

Männlich, 24 Jahre alt. Antrag auf Erwerbsunfähigkeitsrente. Gutachten für die LVA. Untersuchung 9/99.

Dokumentiert rascher Verlust von Arbeitsplätzen, längerdauernde Arbeitslosigkeit, juristische Probleme durch Schulden, kleine Diebstähle. Vom Mai 99 liegt ein nervenärztliches Gutachten zur Überprüfung der Betreuung vor. Diese sei 2/99 im Einverständnis mit dem Patienten erfolgt, einen Monat später habe er hiergegen Einspruch eingelegt. Die gutachterliche Untersuchung erfolgte im Rahmen eines Hausbesuches – dabei waren Mutter und Bruder anwesend. Nach deren Angaben Probleme ab Alter von 11 Jahren. Er habe die Schule geschwänzt, vieles abgelehnt, keine Geduld gezeigt, sei gelegentlich tätlich geworden, wenn nicht nach seinem Willen verfahren wurde. Nach Angaben des Betreuers kann Patient nicht mit Geld umgehen, protze damit, zahle für alle. Möglicherweise gebe er es auch im Rotlichtviertel aus. Er habe einmal an einem Tag 560 DM, am folgenden Tag 570 DM vom Konto abgehoben. Er sei arbeitslos, habe bisher seinem Bruder keinen Pfennig für die Unterkunft bezahlt. Patient wirke affektlabil, frustrationsintolerant, meist maniform aufgedreht, bei Vorhaltungen oder Kritik der Angehörigen rasch ungesteuert-aggressiv, „gleichzeitig kindlich unschuldig und verschlagen". Konzentration gemindert, Antrieb deutlich gesteigert. Mangelnde Steuerungsfähigkeit. Es bestünden ausgeprägte Rechenprobleme. Er könne sechs von zehn DM abziehen, schwierigere Aufgaben seien im Kopf nicht zu lösen. Schriftlich könne er 2×370 rechnen, er könne aber nicht 285,50 DM von 370,00 DM abziehen. Die Wohnung wirke unaufgeräumt, unsauber. Als

Diagnose wird mitgeteilt: Leichte Intelligenz-
minderung unklarer Herkunft, ausgeprägt mani-
forme und dissoziale Verhaltensstörungen. Zu
denken sei auch an ein hyperkinetisches Syndrom. Betreuung sei weiterhin dringlich hinsichtlich der Aufgabenkreise Vermögenssorge,
Regelung von Behördenangelegenheiten. Zusätzlich sei die Betreuung um die Aufgabenkreise Gesundheitsfürsorge, Einleitung von Rehabilitationsmaßnahmen, Aufenthaltsbestimmung
zu erweitern. Es seien dringend psychodiagno-
stische und therapeutisch-fördernde Maßnahmen einzuleiten.

Hier berichtet der Patient über eine Fülle von
körperlichen Beschwerden, äußert sich nicht zu
den Konflikten mit Familie und Behörden, auch
nicht zum Sinn des aktuellen Antrages.

Befunde: Neurologischer Status einschließlich
EEG regelrecht. Patient wirkt lebhaft, reizoffen,
ablenkbar, impulsiv, in Stimmung und Antrieb
mäßig gehoben. NK 7, WF 21, BK 5, VM 4. Im dichotischen Hörtest 47 Linksohrtreffer, 80 Rechtsohrtreffer. Im Trail Making Test extreme Verzögerung, die Zahl 11 wird erst nach über fünf Minuten erreicht. Kreisversion in 70 Sekunden
bewältigt. Zeichnung einer menschlichen Figur
hochgradig pathologisch mit kreisförmigem
Kopf, punktförmigen Augen, strichförmiger Nase,
fehlendem Mund, halbkreisförmig an den seit-
lichen Schädel gesetzten Ohren, strichförmigen
Haaren, fehlender Darstellung von Rumpf und
Armen, unmittelbar an den Kopf anschließen-
den strichförmigen Beinen mit kreisförmigen
Füßen („Kopffüßer", siehe Abbildung 4).

Es wurde ein Kernspintomogramm veranlaßt,
anschließend sollte sich Patient wieder vorstellen. Von radiologischer Seite wurde das Kernspin als im wesentlichen unauffällig befundet.
Auffällig ist allerdings eine erhebliche „Delle"
am Übergang vom dritten zum letzten Viertel
des oberen Balkenrandes.

Beurteilung: Kombination von erheblichen Verhaltensstörungen und visuell-konstruktiven Störungen auf vermutlicher hirnorganischer Grundlage. Invalidität 90 %. Ambulant-sozialpsychiatri-
sche Maßnahmen zu Lasten der Krankenver-
sicherung vorläufig ausreichend, ein Ansatz für

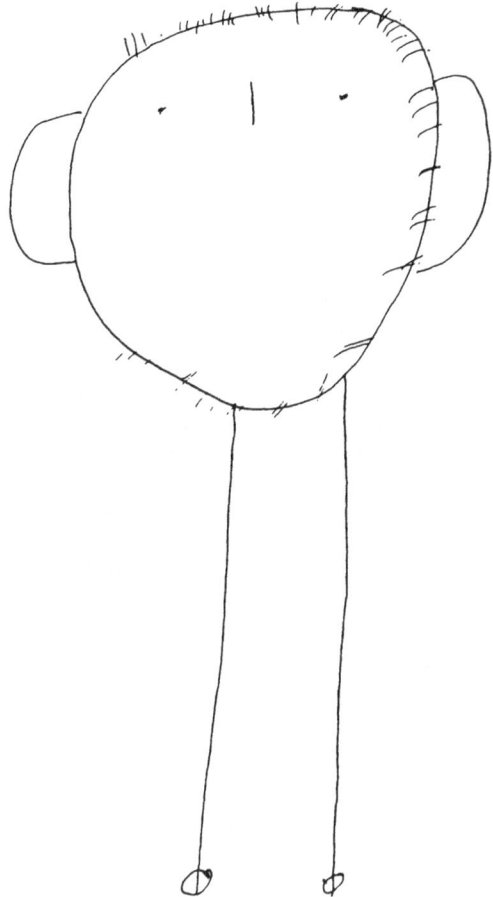

Abb. 4: Figurenzeichnung Fall 9a.

Rehabilitationsmaßnahmen ist bei mangelnder
Motivation derzeit nicht zu sehen.

Kommentar: Testmäßig erfaßte visuell-konstruktive Störungen sollten nur dann unmittelbar
bewertet werden, wenn ihnen bestimmte -
anamnestisch zu ermittelnde - Ausfälle z. B. im
Alltagsleben, schulischen, beruflichen Bereich
zuzuordnen sind - dies ist hier nicht der Fall.
Grundlage der Invaliditätseinschätzung sind vor
allem die Verhaltensstörungen. Die Ursache von
Verhaltensstörungen und visuell-konstruktiven
Störungen ist unklar, natürlich ist zunächst ein
gemeinsamer hirnorganischer Faktor in Betracht zu ziehen. Anamnestisch ist keine Hirn-

krankheit bekannt, Angaben zur Geburt und frühkindlicher Entwicklung liegen nicht vor. Das Kernspintomogramm liefert keine Klarheit. Die erwähnte Delle kommt nach Auskunft von Radiologen zu häufig vor, um als pathologisch eingestuft zu werden. Persönlich habe ich diese Dellen im hinteren Drittel des oberen Balkenrandes gelegentlich in Verbindung mit erheblichen Störungen hinsichtlich Verhalten und Leistung gesehen. Es ist zu prüfen, inwieweit im Einzelfall eine Entwicklungsanomalie (z. B. ausbleibende Myelinisierung des Balkens) oder eine Hirnerkrankung im engeren Sinne vorliegen. Bekanntlich kreuzen die kommissuralen Bahnen zwischen den beiden Sehzentren den Balken in seinem hinteren Anteil, vermutlich liegt die kommissurale Verbindung zwischen den Hörzentren nicht allzu weit davor. Entsprechend ist denkbar, daß ausbleibende Myelinisierung, Läsionen des Balkens in seinem hinteren Drittel zu „Hirnwerkzeugstörungen" mit akustischem und/oder visuellem Schwerpunkt beitragen. Kinder mit Teilleistungsstörungen wie z. B. „Legasthenie" sollten zumindest im wissenschaftlichen Rahmen kernspintomographisch untersucht werden, wobei u. a. auf die Form des Balkens bzw. seines oberen Randes zu achten ist.

Es folgt der Fall einer Lern- und Behaltensstörung:

Fall 3c

Männlich, 54 Jahre alt. Hier in regelmäßiger kassenärztlicher Betreuung ab 82. Befundbericht für das Versorgungsamt im Rahmen der Überprüfung des Behinderungsgrades. Untersuchung 11/99.

Es liegt der Bericht über den einmonatigen Aufenthalt in einer neurologischen Klinik Herbst 72 vor. Patient habe mitgeteilt, aus der Sicht von Angehörigen sei seine Geburt schwer verlaufen. Näheres könne er nicht hierzu sagen. Den ersten generalisierten Krampfanfall habe er 1953 erlitten, bis 65 seien sechs weitere generalisierte Krampfanfälle abgelaufen. Im gleichen Zeitraum gelegentlich kurz dauernde Bewußtseinsverluste, insbesondere in der Gesprächssitua-

tion. Normaler neurologischer Status. Lumbaler Liquor normal. Im EEG leichte Allgemeinveränderung. Pneumencephalographisch und angiographisch indirekte Hinweise auf eine linksseitige Hirnnarbe. Weiterführung der antikonvulsiven Medikation (3 × 1 Mylepsin, 2 × 1 Phenhydan ret.), zusätzliche Verordnung von 2 × 1 Bellergal ret.. Von Ärzten und Pflegepersonal seien keine Bewußtseinsstörungen beobachtet worden. Patient habe über kurz dauernde Abwesenheiten beim Schach- und Skatspiel berichtet, die auch der Umwelt auffielen. Mehrfach habe er über schwer zu beschreibende Zustände von Schwäche mit Angst verbunden, inneres Schwanken geklagt, diese Zustände seien ihm selbst wie Vorboten eines großen Anfalls vorgekommen. Innerhalb dieser Zustände sei er sehr blaß gewesen, habe verstärkt geschwitzt, sei taumelnd an der Wand entlang gegangen. Es sei nicht zu entscheiden, inwieweit es sich dabei um Anfallsäquivalente, abortive Anfälle oder „um eine Art Angstmanifestation der konstant angstbereiten Persönlichkeit handelte". Patient sei weniger durch die Anfälle selber als durch seine Introvertiertheit, seinen Spontaneitätsmangel, seine Angst vor den Anfällen beeinträchtigt. Eventuell kämen psychiatrische Behandlungsmaßnahmen, z. B. gruppentherapeutischer Art, in Frage.

Bei der Erstvorstellung hier 82 berichtete Patient über allgemeinen „Abwärtstrend", einen vor einem Monat abgelaufenen generalisierten Krampfanfall. Zuvor habe er zehn Jahre keinen generalisierten Krampfanfall mehr erlitten. Im Schnitt ein bis zweimal monatlich schwer zu beschreibende Zustände mit Angst, Unruhe, oft mit Herzklopfen verbunden. Mal habe die Angst einen unbestimmten Charakter, mal richte sie sich auf einen als bedrohlich empfundenen Anfall mit Bewußtseinsverlust. Antikonvulsiv Einnahme von 2 × 1 Phenhydan, zusätzlich unregelmäßig Mylepsin. Manchmal nehme er Valium, bis zu 30, 40 mg täglich.

1983 CCT, laut radiologischer Beurteilung „corticaler und subcorticaler Substanzdefekt links im vorderen Temporalbereich bei Erweiterung der Sylvischen Furche. Das Bild spricht am ehesten für eine Arachnoidalzyste bei perisylvischer Aplasie." 86 Wiederholung des CCT. Radiologische Beurteilung: „Leichte Erweiterung der linken Sylvischen Furche, eventuell im Rahmen einer perisylvischen Aplasie. Ein angrenzender Bezirk mit flüssigkeitsäquivalenter Dichte entspricht am ehesten einer Arachnoidalzyste."

1985 Einstellung auf Carbamazepin, Dosisbereich 300–400 mg – unter höheren Dosierungen Allgemeinbefinden und Leistungsfähigkeit beeinträchtigt. Anfallsdauer zwischen 5 und 30 Minuten, in diesem Zeitraum eigentümliche Veränderungserlebnisse, Blockaden der Handlungsfähigkeit bis hin zu kurz dauernder Gangunfähigkeit. Frequenz durchschnittlich 20 bis 30mal jährlich.

Patient klagte konstant ab 82 über eine ausgeprägte Gedächtnisstörung, er könne sich z. B. schlecht Termine merken, die täglichen Abläufe nur schlecht strukturieren. Außerdem leide er unter wenige Tage anhaltenden heftigen Verstimmungszuständen, die mit allgemeiner Lustlosigkeit, manchmal Unruhe, regelmäßig mit einem intensiven Mißbehagen verbunden seien, gelegentlich spüre er dann auch Selbstmordimpulse. Diese Zustände ließen sich hinreichend durch 20 bis 40 mg Valium täglich auffangen.

Die Gedächtnisstörungen hatten zeitweilig seine Handlungs- und Planungsfähigkeit schwer beeinträchtigt, so daß er Ende der 70er Jahre seine Verwaltungstätigkeit an einer großen Klinik aufgegeben habe. Zu diesem Entschluß habe aber auch die Erkenntnis beigetragen, daß er über ein gewisses künstlerisches Talent verfüge, sich als Maler, Grafiker wohl am ehesten durchsetzen könne, wenn er sich ganz hierauf konzentriere. Tatsächlich ist Patient seither überwiegend künstlerisch tätig gewesen, hat einen Kreis von Liebhabern gefunden, die seine gegenständlichen Darstellungen vor allem von Personen, Personengruppen schätzen und kaufen.

1986 Vorstellung in neurochirurgischer Hochschulambulanz zur Frage der Operationsindikation bei persistierenden Anfällen. In diesem Rahmen wurde auch eine psychologische Untersuchung veranlaßt. Laut psychologischem Befundbericht folgende Schilderung der Anfälle: Es

komme zu einer merkwürdigen Stimmung, die einerseits von Todesfurcht, andererseits von dem Wunsch, daß alles vorbei sei, geprägt werde. Patient habe weiter mitgeteilt, er sehe sich derzeit nicht in der Lage, einen geregelten Achtstundentag zu bewältigen. So habe er schon nach relativ kurzen Zeitabständen Mühe, Rechen- und Schreibarbeiten korrekt zu erledigen. Die Handschrift werde immer krakeliger, es schlichen sich immer mehr Fehler ein (z. B. Auslassung von Buchstaben, falsche Rechenoperationen). Bei der Testung sei die Konzentration anfangs zufriedenstellend gewesen. Nach dem Verlauf einer Stunde trotz mehrfacher Pausen deutliche Abnahme der Konzentration. Bezogen auf eine Stanine-Skala seien folgende Resultate erzielt worden: Allgemeines Wissen 6, Gemeinsamkeitenfinden 9, Bilderergänzen 8, Mosaiktest 4, unmittelbares Behalten von Zahlen (7 vorwärts, 3 rückwärts) 4, unmittelbares Behalten von Figuren (Benton-Test-Wahlform) 5, verzögerte Wiedergabe der Rey-Osterrieth-Figur 5, längerfristiges Behalten (Wilde-Gedächtnistest) 2. Anmerkung: Die ersten fünf Tests sind dem Wechsler-Test entnommen. In der Beurteilung wird ausgeführt, Patient verfüge über eine gute intellektuelle Kapazität. Allerdings werde durch allgemeine Verlangsamung, erhebliche Schwankungen der Aufmerksamkeit das volle Leistungsvermögen nicht realisiert. Offensichtlich berichtete Patient nicht von sich aus über sein Gedächtnisproblem, so daß die Ergebnisse nicht unter dem Aspekt einer Gedächtnisstörung analysiert wurden.

11/95 erfolgte hier der dichotische Hörtest. Es wurden 85 Linksohrtreffer, 55 Rechtsohrtreffer erzielt, entsprechend einem leichtgradig-pathologischen Rechtsohrdefizit.

In den letzten Jahren berichtete Patient auch über gelegentliche Anfallshäufungen (bis zu 3mal wöchentlich) mit Veränderungserlebnissen, Taubheitsgefühl am rechten Mundwinkel, Steifheitsgefühl in der Zunge, innerer Unruhe, Angst. Dauer dieser Zustände wenige Minuten bis maximal eine halbe Stunde. Weiterhin leide er unter gelegentlichen Unruhe- und Angstzuständen ohne Zusatzsymptome, bis zu Stunden anhaltend, hiergegen nehme er Diazepam. Manchmal komme es auch weiterhin zu schwer zu beschreibenden Verstimmungszuständen über Tage, er fühle sich dann elend, bringe nichts zustande, auch hiergegen nehme er Diazepam.

Neurologischer Status fortlaufend regelrecht. Im EEG bei wiederholten Kontrollen Alphagrundrhythmus, kein Herd, keine Krampfpotentiale. Psychisch fortlaufend differenziertes Ausdrucksverhalten, deutliche Konzentrationsschwankungen, erhebliche Beeinträchtigung der Merkfähigkeit. Patient hat den Inhalt eines Gespräches oft schon nach wenigen Minuten vergessen.

Anamnestisch wird als Neuigkeit mitgeteilt, im Alter von ungefähr 8 Jahren sei er gestürzt, habe sich eine Kopfverletzung zugezogen, sei einige Tage bewußtlos gewesen. Seine Großmutter habe immer wieder darauf hingewiesen, daß seine Schulleistungen gleich nach dem Unfall viel schlechter waren als zuvor.

Befunde: Neurologischer Status einschließlich EEG regelrecht. Differenziert-lebhaftes Ausdrucksverhalten. Rückgriff auf Minuten zurückliegende Gesprächsinhalte gelegentlich unsicher. NK 8, WF 21, BK 3, VM 6.

Im Laufe 11/99 wird ein Kernspin veranlaßt, dieses ergibt einen großen zystischen Substanzdefekt links temporoparietal, am ehesten auf traumatischer Grundlage. Von radiologischer Seite wird ausdrücklich betont, daß keine Temporallappenaplasie vorliegt. Die Bilder werden einem anderen Neuroradiologen vorgelegt, auch dieser nimmt einen traumatisch entstandenen Substanzdefekt, keine Temporallappenaplasie an.

Beurteilung: Hervorstechendes Symptom ist die mitgeteilte und auch testpsychologisch faßbare Behaltensstörung. Zusätzlich sind die episodischen Verstimmungszustände und Angstzustände zu berücksichtigen. Solche Episoden kommen gelegentlich bei Anfallsleiden vom komplex-fokalen Typ vor. Es ist eine reine Ermessenssache, ob diese Episoden der Hirnleistungsstörung oder dem Anfallsleiden zugeordnet werden. Invalidität durch die Behaltensstörung 30 %, durch das Anfallsleiden 30 % (auf die geläufige Überbewertung von Anfallsleiden wurde schon

eingegangen), die geschilderten Episoden würden die Hirnleistungsstörung oder das Anfallsleiden jeweils auf 40 % anheben, die gesamte neurologische Invalidität ist mit 60 % einzustufen.

Kommentar: Komplex-fokale Anfälle kommen gelegentlich in Kombination mit Lern- und Behaltensstörungen vor, sind manchmal auch mit kurzdauernden Verstimmungszuständen, vereinzelt mit Sexualstörungen assoziiert. Computertomographisch oder kernspintomographisch ist oft kein pathologischer Befund festzustellen. Gelegentlich wird – wie im vorliegenden Fall – die Diagnose einer Arachnoidalzyste bei Temporallappenaplasie gestellt. Im vorliegenden Fall hat es sich offensichtlich um eine Fehlbeurteilung gehandelt. An die Computertomogramme der 80er Jahre ist nicht kurzfristig heranzukommen. Es bleibt also offen, inwieweit die Fehlbeurteilung vermeidbar war.

Der Fall gehört (fälschlich) zu einer Stichprobe von Patienten mit Arachnoidalzyste bei Temporallappenaplasie, die auf einem neurochirurgischen Kongreß präsentiert wurde (60). Die Diagnose war seinerzeit überwiegend nur computertomographisch, nicht kernspintomographisch gestellt worden. Es bleibt offen, inwieweit künftig durch kernspintomographische Überprüfung noch weitere Fehldiagnosen aufgedeckt werden. Temporallappenaplasien geraten auf zwei Wegen in eine neurochirurgische Ambulanz oder Klinik: Entweder durch traumatische Blutung in den zystischen Raum (oft nach Bagatelltrauma) oder unter der Fragestellung, inwieweit komplex-fokale Anfälle durch operative Maßnahmen an der Zyste zu beeinflussen sind. Bei der Mehrzahl von in der nervenärztlichen Praxis festgestellten Temporallappenaplasien handelt es sich um Zufallsbefunde ohne neurologisches Defizit, mit nur geringgradigen, unspezifischen bzw. testmäßig nicht faßbaren psychopathologischen Veränderungen. Es ist eine offene Frage, warum eine Minderheit von Temporallappenaplasien mit komplex-fokalen Anfällen verknüpft ist, von denen wieder eine Untergruppe unter zusätzlichen Gedächtnisstörungen leidet. Zu denken ist an die Möglichkeit, daß manche Zystenträger (vielleicht schon bei der

Geburt oder im frühen Kindesalter) eine Blutung erlitten haben, die über den Zystenraum hinaus ins Temporalhirn reichte und daß hieraus bzw. aus der Temporallappenläsion die Disposition zu komplex-fokalen Anfällen resultiert. In der hiesigen Praxis wurde ein Patient gesehen, der nach Fahrradsturz eine über den Zystenraum hinausreichende temporale Blutung erlitt, leistungsmäßig in der Schule abfiel und Jahre später an komplex-fokalen Anfällen erkrankte. Der Verlauf wurde computertomographisch und kernspintomographisch dokumentiert. Gutachterlich war dazu Stellung zu nehmen, inwieweit der Fahrradsturz mit der resultierenden Blutungskomplikation Ursache der späteren Kombination komplex-fokale Anfälle/Gedächtnisstörung war. Diese Zusammenhangsfrage wurde von verschiedenen Gutachtern ganz kontrovers beurteilt – vermutlich läßt sich diese Frage nach dem aktuellen Informationsstand nicht befriedigend klären.

Gelegentlich kommt die Kombination komplexfokale Anfälle/Reduktion von NK und/oder BK/ intakte VM vor. Die Konstellation komplexfokale Anfälle/intakte NK und BK/reduzierte VM ist hier bisher nicht vorgekommen. Immer wieder stellt sich in diesem Zusammenhang die Frage, inwieweit hiesige wie auch andernorts angewandte Verfahren wirklich geeignet sind, visuelles Lernen und Behalten zu prüfen (siehe auch Fall 6).

Zurück zum Fall: Man gehe davon aus, daß der im Alter von 8 Jahren erlittene Unfall wirklich zu dem temporoparietalen Hirnsubstanzdefekt geführt hat, daß dieser Unfall über eine Berufsgenossenschaft versichert gewesen wäre. Vielleicht wäre schon damals mit den verfügbaren radiologischen Mitteln ein Hirnsubstanzdefekt vermutet, ein Zusammenhang mit den bald darauf einsetzenden komplex-fokalen Anfällen anerkannt worden. Mit der computertomographischen Fehldiagnose „Arachnoidalzyste bei Temporallappenaplasie" wäre die Zusammenhangsfrage komplizierter geworden. Hinsichtlich der traumatischen Blutung wäre zu diskutieren gewesen, inwieweit wirklich ein gewichtiges Trauma oder nur eine „Gelegenheitsursache"

vorlag – die Disposition von Zystenträgern zu einer intracraniellen Blutung bei Bagatelltraumen ist geläufig. Es wäre zu diskutieren gewesen, inwieweit mit dem Auftreten von komplex-fokalen Anfällen auch unfallunabhängig zu rechnen gewesen wäre – weil bekanntlich manche Zystenträger an komplex-fokalen Anfällen erkranken (aus welchen Gründen auch immer). Später wären nun alle bisherigen Überlegungen hinfällig gewesen, nachdem die Diagnose einer Temporallappenaplasie durch den kernspintomographischen Befund „gekippt" war. Über Jahre hinweg ist die Wahrheit nicht erreichbar gewesen. Statt dessen war jeweils die Möglichkeit zu suchen, welche nach dem aktuellen Informationsstand erheblich wahrscheinlicher war als die anderen in Frage kommenden Möglichkeiten (siehe auch der Schlußfall 2b).

Lern- und Behaltensstörungen sind zentrales Symptom der Demenz. Leichtere Fälle sind eventuell ausreichend mit den geläufigen Demenztests zu erfassen. Für schwere Fälle bietet sich der Untersuchungsgang NK-WF-BK-VM an, wobei für den häufigen Fall BK = 0 der Schweregrad noch genauer durch Messung der Behaltenszeit ermittelt werden kann.

Fall 10b

Weiblich, 79 Jahre alt. Es soll ein Bericht geliefert werden, der die Ermittlung der Pflegestufe nach kassenärztlichen Maßstäben erleichtert. Untersuchung 2/00.

Laut Schwiegertochter seit einigen Jahren zunehmende Vergeßlichkeit, Orientierungsstörung. Patientin reagiert ratlos auf Fragen nach Alter, Ort, Situation. Es sind nur Gespräche über allgemeine Themen in ganz oberflächlicher Weise möglich. Neurologischer Status abgesehen von einer leichten Unsicherheit des Bewegungsapparates regelrecht. Kein pathologischer Befund im EEG. NK 3, WF 9, BK 0, VM 3.

Der Patientin werden die anfangs präsentierten drei Worte noch dreimal vorgesprochen, die sie jeweils nachsprechen soll (was unmittelbar gelingt). Anschließend soll sie zügig von 1 bis 20 zählen. Danach kann sie keines der zuvor präsentierten Worte aus dem Gedächtnis nennen. Die mißlingt auch nach wiederholter Präsentation der gleichen einsilbig-elementaren Worte, Zählen von 1 bis 5.

Beurteilung: Weit fortgeschrittene Lern- und Behaltensstörung im Rahmen einer Demenz. Einstellung auf einen Anticholinesterasehemmer. Invalidität 100 %. Pflegestufe 3. Abzuwarten das Ergebnis der medikamentösen Behandlung.

Kommentar: Vom letzten Fall ausgehend lassen sich die verschiedenen Betrachtungsweisen vieler Testpsychologen einerseits, der traditionellen Neurologie und Psychophysik andererseits verdeutlichen. Für den Vertreter der Psychophysik lag es auf der Hand, z. B. Auswendiglernen, Behalten, Vergessen direkt zu messen. Er schloß hieraus direkt auf Lern- und Behaltenskapazität. Für manche Testpsychologen ist dies naiv – aus ihrer Sicht weiß man nie genau, was man mißt, man muß sich dem Sachverhalt auf Umwegen nähern. Man kann diese Betrachtungsweise auf die Spitze treiben, es z. B. für naiv halten, die Körpergröße direkt mit dem Metermaß zu messen – ermittelt diese statt dessen über den Preis der getragenen Kleidung, korreliert diesen mit dem Gewicht der Kleidung, dem Umfang der Finger usw.. Die direkte Messung der Körpergröße wäre dann als naiv zu werten, als Ausdruck einer oberflächlichen Geisteshaltung, die sich mit dem puren Schein („face validity") begnügt. Die Ermittlung der Körpergröße auf Umwegen, gekoppelt mit Ausführungen über die Schwierigkeit des Gegenstandes, wäre Ausdruck einer kritischen Geisteshaltung, welche in die Tiefe („construct validity") geht. Vermutlich ist der komplizierte Weg vieler Testpsychologen im fortgeschrittenen Krankheitsstadium zu umständlich – hier läßt sich mehr direkt messen als bisher üblich.

Anschließend wird ein Patient mit Balkenläsion dargestellt:

Fall 5a

Männlich 44 Jahre alt. Unfall 9/84. Gutachten für die Berufsgenossenschaft. Untersuchung 12/99.

Der Lebenslauf läßt sich aus mehreren Gutachten zusammensetzen. Herkunft aus Anatolien/Türkei, Übersiedlung der Familie nach Deutschland 63/64. 7jähriger Schulbesuch, Wechsel auf die Realschule. Dort sei er nicht zurecht gekommen, zurück zur Hauptschule gegangen, diese habe er dann ohne Abschluß verlassen. Enges Verhältnis zur Mutter, schlechtes Verhältnis zum Vater. Trennung der Eltern, Tod der Mutter an Hirntumor, Abbruch des Kontaktes zum Vater. Über Jahre für einen wohlhabenden Onkel als Textilverkäufer tätig. Ambivalentes Verhältnis zum Onkel. Heirat, zunehmende eheliche Komplikationen, 93 Trennung, Scheidung 97. Gelegentlicher Kontakt zur gemeinsamen 15jährigen Tochter. Erinnerungslücke für ein bis zwei Jahre vor dem Unfall, ein bis zwei Jahre nach dem Unfall.

Mehrere stationäre Aufenthalte in einer Rehabilitationsklinik, dort auch mehrfache Begutachtung. Annahme eines postkontusionellen Syndroms, MdE 30 %.

Nach dem Unfall einige Arbeitsversuche, u. a. Juli 93 bis April 94 als Auslieferungsfahrer. Er sei dann noch einmal gut zwei Jahre als Verkäufer tätig gewesen, habe diese Arbeit Ende August 96 aufgegeben. Seine Vorgesetzten seien mit der Situation zufrieden gewesen, er nicht. Der Lohn sei zu niedrig gewesen. Außerdem habe er immer wieder unter unerträglichen Kopfschmerzen gelitten, zusätzlich auch unter Rückenbeschwerden. In der Folge zunächst arbeitslos, dann habe er einen Antrag auf Erwerbsunfähigkeitsrente gestellt, der durchgegangen sei. Er wohne jetzt allein, habe einen Freund, halte auch Kontakt zu dessen Familie. Er sei in regelmäßiger nervenärztlicher Behandlung, konsultiere den Nervenarzt einmal monatlich, erhalte keine Medikamente.

Ein Gutachter fragte nach den Zukunftsplänen. Antwort: „Kopfschuß".

8/99 erfolgte nervenärztliche Begutachtung durch einen bisher nicht eingeschalteten Gutachter. Dieser veranlaßte eine kernspintomographische Untersuchung des Schädels. Dargestellt wurden eine erhebliche Verschmächtigung des hinteren Balkendrittels, viele kleine Herde im Marklager beidseits, im linken Putamen und Thalamus, Hämosiderinablagerungen in verschiedenen Großhirnregionen. Die Verschmächtigung des Balkens wurde von radiologischer Seite als Kontusionsherd gedeutet.

Der genannte Gutachter veranlaßte ein neuropsychologisches Zusatzgutachten mit der Frage, inwieweit der Balkenkontusion neuropsychologische Funktionsstörungen zuzuordnen waren. Die neuropsychologische Begutachtung erfolgte 99 im Rahmen von zwei ambulanten Untersuchungen. An Befunden wurden u. a. aufgeführt: Erhebliche Verlangsamung; Hinweise auf ein alien-hand-Phänomen; Hinweise auf eine Objektanomie. Zu registrieren seien auch rasche Stimmungswechsel, Affektlabilität, inadäquate aggressive Durchbrüche, soziale Distanzlosigkeit. Insgesamt vielfältige Hinweise auf ein Diskonnektionssyndrom als Folge der gesicherten Läsion im hinteren Anteil des Balkens. Zusätzlich zu berücksichtigen seien Aggravationstendenzen, psychoreaktive und demonstrative Mechanismen.

Nach Erhalt des neuropsychologischen Zusatzgutachtens schlug der nervenärztliche Gutachter eine Anhebung der bisherigen MdE von 30 % auf 50 % vor. Die Berufsgenossenschaft wünschte ein zweites Urteil, erteilte einen weiteren Gutachtenauftrag.

Hier präsentierte sich Patient instabil, klagte immer wieder über Kopfschmerzen. Die Kopfschmerzen könnten sich bis zu unerträglicher Intensität steigern, wenn mehrere Personen gleichzeitig mit ihm sprächen, wenn jemand übermäßig lange auf ihn einrede. Er bekomme dann nichts mehr mit, könne sich nichts mehr merken, in seinem Kopf herrsche das Chaos. Manchmal habe er das Gefühl, als ob in seinem Kopf Rußland gegen Amerika kämpfe. Er habe Angst vor der Untersuchung gehabt, habe auch Angst vor der Person des Untersuchers.

Die linke Hand fühle sich mitunter merkwürdig an. Wenn er die linke Hand auf den Körper lege, habe er manchmal den Eindruck, als ob die linke Hand gar nicht da sei. Er sei Rechtshänder. Zum Einwand des Untersuchers, im neuropsychologischen Vorgutachten sei er als Linkshänder klassifiziert: Dies treffe keineswegs zu, er sei im Gegenteil immer ein ganz ausgeprägter Rechtshänder gewesen.

Mit dem Lesen habe er keine wesentlichen Probleme. Er ermüde allerdings beim längeren Lesen. Beim Fernsehen bekomme er oft nicht alles mit. Die Untersuchung, die Fragen des Untersuchers strengten ihn an.

Befunde: Im nervenärztlichen Vorgutachten war der konventionelle neurologische Status einschließlich EEG normal ausgefallen. Eine Wiederholung erfolgt hier nicht. Überschießende affektive Reaktionen, häufig vorwurfsvoll-klagender Tonfall. Die Schilderung wirkt gelegentlich demonstrativ. Patient präsentiert sich extrem störbar gegen übermäßige verbale Information – hält die Arme schützend vor sich, sobald der Untersucher mehr als ein, zwei Sätze hintereinander produziert. Im Verlauf der Untersuchung, nach zwischengeschalteten Informationen von Seiten des Untersuchers, ist eine gewisse Entspannung und Versachlichung deutlich. NK 6, WF 30, BK 4. VM nach wiederholten Hinweisen auf schlechtes Gedächtnis, Überforderung nicht geprüft. Nach einer Pause im dichotischen Hörtest 28 Linksohrtreffer, 91 Rechtsohrtreffer. Erkennen von Zahlen, Buchstaben in der linken und rechten Hand intakt, ohne wesentliche Seitdifferenz. Auf simultane Prüfung verzichtet, eine solche ist im neuropsychologischen Vorgutachten beschrieben, hatte „Hinweise auf ein gekreuztes Extinktionsphänomen für taktile Reize" ergeben. Patient wird aufgefordert, Zahlen, Buchstaben, kurze Worte sowohl mit der rechten als auch linken Hand zu schreiben. Resultat rechts unauffällig, links sehr mühsamer Schreibakt, ungelenk-krakelige Ausführung (siehe Abbildung 5). Zeichnung einer menschlichen Figur sowohl mit der rechten als auch linken Hand etwas bizarr, an einen Hampelmann erinnernd, die Strichführung ist mit der rechten Hand deutlich sicherer als mit der linken. Andererseits besteht kein wesentlicher Unterschied zwischen linker und rechter Hand hinsichtlich Konstruktion, Reichtums an Einzelheiten (siehe Abbildung 5).

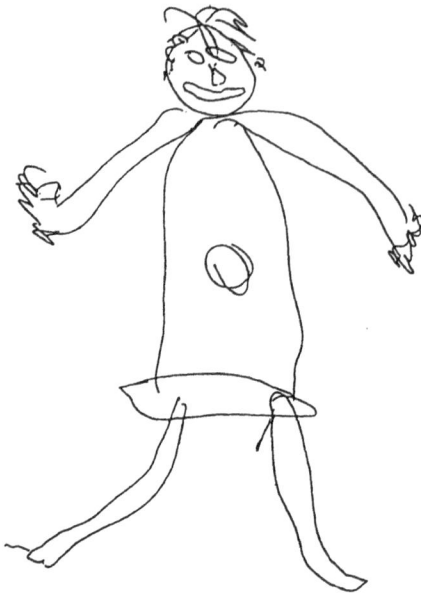
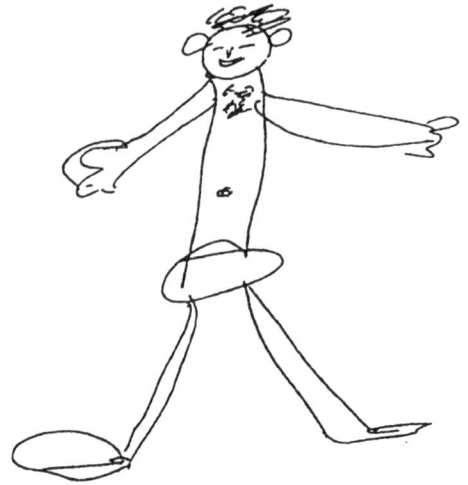

Abb. 5: Fall 5a; auf der linken Bildhälfte Figurenzeichnungen und Schreiben linkshändig, auf der rechten Bildhälfte Figurenzeichnungen und Schreiben rechtshändig.

Keine Probleme beim Textlesen. Einseitige sowie simultan-bilaterale Präsentation von Objekten des täglichen Lebensraumes auf dem linken und rechten äußeren Gesichtsfeld ergibt zum Teil recht unscharfe Benennungen – dies in einem nicht pathologischen Ausmaß.

Beurteilung: Mittelgradig-pathologisches Linksohrdefizit im dichotischen Hörtest, leichtgradig-

pathologische Reduktion von NK. Auffallende Diskrepanz der intermanuellen Differenzen hinsichtlich Diktatschreiben und Figurenzeichnen. Es handelt sich um ein inkomplettes Balkensyndrom. Im Grunde gehört zur Untersuchung auch die tachistoskopische Präsentation von Objekten auf dem äußeren Gesichtsfeld, siehe Seite 36 Nach dem aktuellen Informationsstand ist das sozusagen konventionell-geläufige postkontusionelle Syndrom einschließlich übermäßiger Reizbarkeit, mangelnder Ausdauer, emotionaler Instabilität weiter mit 30 % zu bewerten. Die vor dem nervenärztlichen Gutachten Sommer 99 übersehene Balkensymptomatik ist zusätzlich mit 30 % zu veranschlagen. Gesamte neurologische MdE 50 %. Patient ist über seine Probleme zu informieren. Er sollte seinerseits die Umgebung auf seine Beeinträchtigungen hinweisen, z. B. darauf achten, daß sprachliche Informationen nur portionsweise an ihn herangetragen werden. Von spezifisch-neuropsychologischen Trainingsmaßnahmen, Kuraufenthalt usw. ist allenfalls ein geringer Einfluß auf den Kern des Balkensyndroms zu erwarten. Unfallunabhängig ist eine gewisse Disposition zu konflikthaften Lebenssituationen, überschießenden emotionalen Reaktionen zu registrieren.

Am Rande: Bei diesem Fall drängt sich der Eindruck auf, daß zweikanalige Modelle der Aufnahme und Speicherung sprachlichen Materials plausibler sind als einkanalige (siehe Seite 22). Nahe liegt die Existenz eines Aufnahmespeichers z. B. in der sprachdominanten linken Hemisphäre, Transport von Material über den Balken hinweg sozusagen zum Aufbewahren auf die rechte Großhirnhälfte. Der Patient signalisiert im Gespräch immer wieder, daß „sein Kanal voll ist". Vermutlich funktioniert er weitgehend nach den einkanaligen Aufnahme- und Speichermodellen – weil wegen der Balkenläsion die Möglichkeit des Transportes zur Gegenseite eingeschränkt ist.

Abschließend wird ein „mysteriöser Fall" präsentiert:

Die jetzt 38jährige Patientin erleidet 1984 einen Arbeitsunfall. Die näheren Umstände des Unfalls sind im Aktenauszug nicht enthalten. 1993 wird ein neurologisches Gutachten für die Berufsgenossenschaft erstattet. Hiernach Amnesie retrograd über eine halbe Stunde, anterograd über 14 Tage. Dann Sprach- und Lesestörung. Sie habe falsch gesprochen. Sie habe sich beim Lesen nicht konzentrieren können, nach einer halben Seite den Beginn des Textes vergessen. Im Kopf komme es oft zu Schmerzen, vor allem bela-

stungsabhängig. Es handele sich um ein Druckgefühl hinter dem rechten Auge mit ziehenden Schmerzen bis in den Nacken. Auf dem rechten Auge habe sie gelegentlich Sehstörungen. Mehrfache Kontrollen beim Optiker hätten unterschiedliche Störungen ergeben. Es seien auch Schmerzen und Taubheitsgefühl im linken Arm verblieben. Diese Störung sei 86 nach einer Operation aufgetreten. Man habe die Diagnose einer lagerungsbedingten Armplexusparese gestellt. Verblieben seien noch Schmerzen, die von der Außenseite der Schulter über die Ellenbogenradialseite bis in die Finger 1–3 der linken Hand ausstrahlten. Beim längeren Heben des Armes verspüre sie eine Schwäche, so daß sie den Arm dann fallen lassen müsse.

In einer ergänzenden Mitteilung der Gutachterin 93 wird auf die mittlerweile eingegangene Unfallakte Bezug genommen. Hiernach war die Untersuchte bei der durchgangsärztlichen Erstuntersuchung ansprechbar, jedoch nicht voll orientiert. Im ersten Rentengutachten sei ein Schädel-Hirn-Trauma erwähnt worden, als dessen Folgen Konzentrationsstörungen, Sehstörungen rechts verblieben seien. 86 gutachterliche Untersuchungen an einer anderen Klinik, es sei jetzt eine obere Armplexusparese links angenommen worden, auf Dehnung zurückgeführt. Ein Schädel-Hirn-Trauma sei nicht diskutiert worden.

99 wurde die Patientin von chirurgischer Seite wegen chirurgischer Unfallfolgen nachbegutachtet, sie gab wieder einen Teil der oben erwähnten Beschwerden an, wurde daraufhin hier im Oktober zur zusätzlichen Begutachtung vorgestellt. Sie berichtete über gelegentliche Sehstörungen, sie habe dann plötzlich das Gefühl, als ob sie gar nichts sehe. Bei längerem Lesen komme es zu Kopfschmerzen, allgemeiner Ermüdung. Sie ertrage es schlecht, wenn mehrere Leute in einem Raum ständen, gleichzeitig sprächen. Sie müsse sich auf eine Sache konzentrieren, könne nicht gleichzeitig mehreres anfangen bzw. durchführen. Sie brauche ihre Ruhe, ihren geordneten Ablauf. Beim Autofahren meide sie verkehrsreiche, unübersichtliche Situationen. Sie halte ihr Tempo in Grenzen. Manchmal

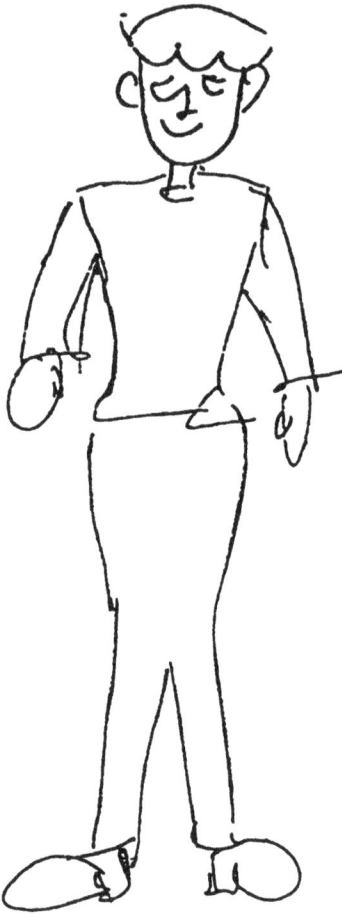

wie verlieren

wir verloren

Wertgegenstände

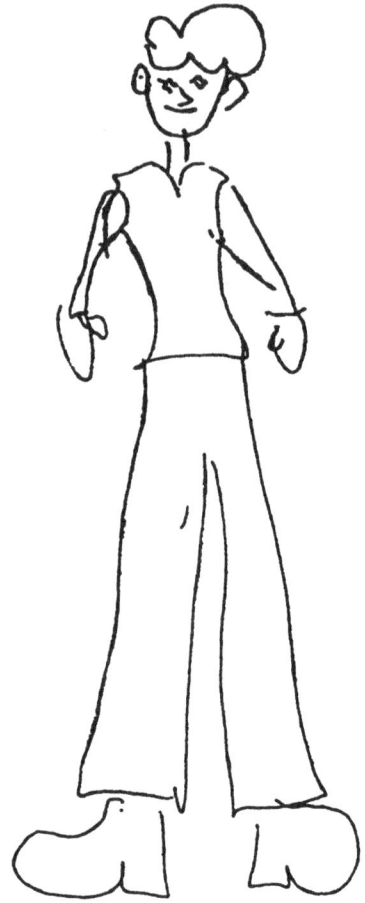

Wertgegenstände

Abb. 6: „mysteriöser Fall"; auf der linken Bildhälfte Figurenzeichnen und Schreiben linkshändig, auf der rechten Bildhälfte Figurenzeichnen und Schreiben rechtshändig.

habe sie das Gefühl, der linke Arm gehöre nicht richtig zu ihr als ob sie ihn im nächsten Augenblick wegschmeißen könne. Sie könne nicht auf dem linken Bein stehen. Im Kopf habe sie manchmal ein merkwürdiges Gefühl, als ob die rechte Hälfte voller sei als die linke. Sie habe Englisch gelernt, verfüge aber nur noch unsicher über diese Sprache. Das Erlernen einer neuen Sprache traue sie sich nicht mehr zu. Insgesamt sei ihre Aufnahmefähigkeit für Neues eingeschränkt.

In Kindheit und Jugend sei sie eine gute Schülerin gewesen. Besonders gut seien logisches, mathematisches, räumliches Verständnis entwickelt gewesen. Sprachliche Leistungen im Vergleich schlechter, aber immer noch gut durchschnittlich. Sie habe einmal einen Englischlehrer gehabt, mit dem sie nicht zurecht gekommen sei, daraufhin sei dann kurzfristig von einer „Legasthenie" die Rede gewesen.

Abitur und Architekturstudium habe sie problemlos absolviert. Nach dem Unfall sei sie nur langsam wieder in ihren Beruf hineingekommen. Sie arbeite jetzt freiberuflich, überwiegend daheim. Besichtigungen auf Baustellen meide sie nach Möglichkeit.

Befunde: Konventioneller Status einschließlich EEG regelrecht. Im Gespräch keine psychopathologischen Auffälligkeiten, die Schilderung wirkt differenziert, sachlich. NK 6, WF 27, BK 6, VM 6. Im dichotischen Hörtest 51 Linksohrtreffer, 87 Rechtsohrtreffer. Trail Making Test, Teil A in 32, Kreisversion in 16 Sekunden absolviert. Die Darstellung einer menschlichen Figur erfolgt sowohl mit der rechten als auch mit der linken Hand flüssig, sicher, gekonnt. Diktatschreiben flüssig, orthographisch korrekt mit der rechten Hand, mit der linken Hand sehr mühsam, mit vereinzelten orthographischen Fehlern (siehe Abbildung 6). Ein gedruckter Text wird mühsam, zunehmend langsam vorgelesen. Der Patientin werden Bildobjekte simultan auf dem linken und rechten äußeren Gesichtsfeld präsentiert. Das Erkennen gelingt erheblich besser auf dem rechten Gesichtsfeld, nach dem „Alles-oder-nichts-Prinzip". Links ist die Fehlerquote sehr viel größer, Patientin tastet sich hier an die

Lösung heran, dabei kommt es mehrfach zu semantisch unscharfen, nur an Form oder Farbe orientierten Bezeichnungen.

Beurteilung: Unklare Situation. Ein CCT ist vermutlich nie erfolgt. Es wird ein Kernspin veranlaßt, von radiologischer Seite als unauffällig befundet. Hier fällt eine mäßige Delle im hinteren Drittel des oberen Balkenrandes auf. Auf entsprechende Formvarianten ist schon im Kommentar zum Fall 9a) eingegangen worden. An wesentlichen Befunden bestehen ein leichtgradig-pathologisches Linksohrdefizit im dichotischen Hörtest, das Fremdheitsgefühl des linken Armes, die Lesestörung, die Diskrepanz der intermanuellen Differenz hinsichtlich Figurenzeichnen und Diktatschreiben, der unterschiedlichen Verarbeitung von visuellen Signalen auf dem rechten und linken äußeren Gesichtsfeld. Diese Befunde sind als inkomplettes Balkensyndrom aufzufassen. Andererseits ist eine Balkenläsion nie radiologisch dokumentiert worden.

Wie soll man sich in einer solchen Situation gutachterlich verhalten? Vorgutachter haben die in Richtung eines Balkensyndroms weisende Anamnese erhoben, dann aber nicht mehr gezielt nach Balkensymptomen gesucht. Sie konnten die anamnestischen Daten nicht ausreichend zuordnen, stuften die MdE mit 0 % ein. Dem gegenüber halte ich es für möglich, daß die Patientin 1984 tatsächlich eine Balkenläsion erlitten hat, die bei rechtzeitiger Suche nach entsprechenden Symptomen, rechtzeitiger Durchführung eines Kernspintomogramms aufgedeckt worden wäre. Daneben sind auch noch andere Möglichkeiten in Betracht zu ziehen. Falls es sich bei der erwähnten Balkendelle um eine primäre Anlagestörung mit resultierenden Einseitigkeiten der kognitiven Ausstattung (in Richtung einer „Legasthenie" bei hohem intellektuellen Ausgangsniveau) handelt, ist dem 1984 abgelaufenen Schädel-Hirn-Trauma (unabhängig von seiner genaueren Lokalisieren) eventuell eine akzentuierende Rolle hinsichtlich der vorbestehenden Einseitigkeiten zuzuschreiben.

Im vorliegenden Fall bleibt vieles offen. Er ist nicht geeignet, in einer wissenschaftlichen Zeitschrift vorgestellt zu werden. Im Rahmen eines

Gutachtens geht es zunächst um die Frage, ob die vorliegenden Beschwerden, Symptome mit ausreichender Wahrscheinlichkeit auf den Unfall 1984 zurückzuführen sind. Welche andere Möglichkeit bietet sich an? Gibt es „zufällig" entstandene Balkensyndrome? Kann sich die Patientin ihre mit einem Balkensyndrom vereinbaren Beschwerden ausgedacht, über Jahre an ihrer Schilderung festgehalten haben, obwohl ihr dies bisher keinen Pfennig eingebracht hat? Aus meiner Sicht ist die Wahrscheinlichkeit, daß Beschwerden, Symptome „irgendwie" mit dem Unfall 1984 zusammenhängen viel größer als die Wahrscheinlichkeit, daß dies nicht der Fall ist. Dies reicht für mich aus, den Zusammenhang zwischen einem ursächlichen unklaren, inkompletten Balkensyndrom mit dem Unfall 1984 als ausreichend wahrscheinlich - wenn auch nicht im einzelnen rekonstruierbar - einzustufen. MdE 20 %.

Auch in diesem Fall geht es wieder darum, sich gut zu informieren, die Suche nach der unerreichbaren Wahrheit einzustellen, statt dessen die nach dem aktuellen Informationsstand wahrscheinlichste Möglichkeit festzulegen.

10. Schlußbemerkung

Die Kapitel 1 - 7 wurden vor dem Heraussuchen der Fälle abgefaßt. Aus der Suche ergeben sich keine grundlegend-neuen Erkenntnisse, aber neue Akzente, Gewichtungen:

1. Niedrige Grade von Hirnleistungsstörungen sind regelmäßig mit Störungen des Befindens verknüpft. Höhere Grade von Hirnleistungsstörungen überlappen häufig mit „Wesensänderungen" bzw. sind mit Störungen von Affekt, Antrieb, Verhaltenssteuerung verknüpft. Entsprechend liegt die Verwendung eines Oberbegriffs nahe, der Störungen der Hirnleistung, des Befindens sowie Wesensänderungen abdeckt. In Frage kommt die Bezeichnung „organisches Psychosyndrom" mit beigefügter Ursache - also z. B. organisches Psychosyndrom nach Hirntrauma, frühkindlicher Hirnschädigung, Enzephalitis, Subarachnoidalblutung, Hirninfarkt usw.. Oder aber der Begriff Hirnleistungsstörung wird beibehalten - man wird dann ein gewisses Maß an Intaktheit von Befinden, Verhaltenssteuerung, Motivation, ein gewisses Maß an Differenzierung, „Modulation" von Antriebslage, Affekt als Leistung des Gehirns auffassen, also auch die „Wesensänderung" den Hirnleistungsstörungen zuordnen.

2. Schon bei Invaliditätsgraden ab 30 % ist der Betroffene oft nur mühsam im Arbeitsleben zu integrieren. Mit zunehmenden Invaliditätsgraden treten für Arbeitskollegen, Vorgesetzte sowie für den Betroffenen selbst „psychiatrische" Aspekte wie z. B. Einbußen hinsichtlich Verhaltenssteuerung, Motivation, Urteilsvermögen in den Vordergrund. Es ergeben sich dann ähnliche Schwierigkeiten der Integration wie z. B. bei Patienten mit Residualsyndrom nach mehrfachen psychotischen Schüben. Seit Jahrzehnten haben die Berufsgenossenschaften bzw. ihre Sachbe-

arbeiter sich Verdienste erworben, Patienten mit erheblichen Hirnleistungsstörungen zu integrieren. Inwieweit ähnliches auch außerhalb des Bereiches der Arbeitsunfälle möglich ist, soll hier nicht erörtert werden. Globale Anhebungen der Invalidität für den betroffenen Personenkreis - wie sie von hervorragenden Neurologen (z. B. Bay, 5) unter dem Eindruck des Elends der Kriegshirnverletzten empfohlen wurden - sind keine Lösung. Die „wahre" Invalidität ist einzuschätzen, auch wenn ihre Auswirkungen durch Vorurteile, Unkenntnis von Patient und Umgebung schwerer sind als z. B. bei Personen mit Krankheiten des Bewegungsapparates. Das Geld für Renten ist nicht unbegrenzt. Das Geld, das dem Hirnverletzten im Übermaß gezahlt worden ist, kann dem Blinden fehlen usw..

3. Über einige Jahre erfolgten hier Gutachten im cerebralen Bereich auch ohne psychologische Tests. Bei nachträglicher Durchsicht dieser Gutachten entsteht der Eindruck, daß sie nicht „falsch" waren, andererseits die Gutachten mit Tests zumindest teilweise eher nachvollziehbar und stimmig erscheinen. Im Einzelfall führten Tests auch zu einer Korrektur der ausschließlich nach Anamnese, psychopathologischem und neurologischem Befund getroffenen Bewertung - in einer Größenordnung bis zu 10 %. Insgesamt kann der Stellenwert der psychologischen Tests im cerebralen Bereich wohl ähnlich definiert werden wie der von elektrophysiologischen Verfahren (Myographie, Messung von Nervenleitgeschwindigkeiten) im peripheren Bereich. Die Zusatzuntersuchung ist geeignet zur Bestätigung, Abrundung, Ergänzung des klinischen Befundes - im Einzelfall auch dazu, diesen zu überprüfen bzw. in Frage zu stellen. Wenn klinische Untersuchung und

Zusatzuntersuchung in Personalunion erfolgen, hat dies auf cerebralem wie auch peripherem Gebiet die gleichen Vor- und Nachteile: Der Vorteil kann in der besseren Auswahl der Untersuchungsverfahren passend zum klinischen Befund liegen – der Nachteil kann darin liegen, daß die Ergebnisse der Zusatzuntersuchung auf den klinischen Befund „hingetrimmt" werden (geläufig ist der Typ des Gutachters, der nach der konventionell-neurologischen Untersuchung die falsche Diagnose eines peripheren Nervenschadens stellt, zu der dann wundersamer Weise der elektrophysiologische Befund paßt).

4. Bei Durchsicht älterer eigener Gutachten entsteht immer wieder der Eindruck, daß im Einzelfall der Invaliditätsgrad 10 % höher oder niedriger liegen müßte. Dies entspricht den Abweichungen erfahrener Gutachter untereinander. Ein Ermessensraum bis zu 10 % wird vorläufig auch bei Ausweitung der Diagnostik bestehen bleiben. Vermutlich lassen sich nur umschriebene schwere Störungen – z. B. des Gedächtnisses bei Demenz – einigermaßen direkt, eindeutig und genau messen. Das gesamte Muster von Hirnfunktionen wird sich kaum jemals genau bewerten lassen – vielleicht ist langfristig eine Reduktion des Ermessensraumes auf 5 % erreichbar. Insofern haben Ausführungen, Fallsammlungen der vorliegenden Art immer nur einen orientierenden Wert, kreisen um den wahren Sachverhalt herum – in hoffentlich nicht zu großem Abstand.

Literatur

[1] Achté, A., E. Hillbom, V. Aalberg: Post-traumatic psychosis following war brain injuries. Report from the rehabilitation institute for brain-injured veterans in Finland,Vol. I., Helsinki 1967.

[2] Aumüller, E.: Das psychosoziale Langzeit-Behandlungsergebnis nach schwerem Schädel-Hirn-Trauma in Relation zu Primärversorgung und Intensivtherapie. Dissertation Medizinische Hochschule Hannover 1997 (betreut von S. Hussein).

[3] Baddeley, A. D.: Human memory, Kapitel 3 und 4. Allyn und Bacon, Needham Heights, 1997.

[4] Bay, E.: Die Praxis der Erkennung und Beurteilung von Hirnverletzungen. In: Hefte zur „Monatsschrift für Unfallheilkunde und Versicherungsmedizin", Heft 33. Springer, Berlin 1941.

[5] Bay, E.: Die Untersuchung und Begutachtung von Kopfverletzten. Nervenarzt 9 (1948) 393 bis 402.

[6] Bodemer, I.: Der Wort-Bild-Gedächtnistest (WBGT): Ein neues Gedächtnisverfahren zur simultanen Prüfung von verbalem und figuralem Gedächtnis. Dissertation Medizinische Hochschule Hannover 1995 (bezieht sich auf den Test von Rückert und Weissenborn).

[7] Bogen, J. E.: Split-brain syndromes. In: P. J. Vinken, G. W. Bruyn, H. L. Klawans (Hrsg.): Handbook of clinical neurology, Vol. 45, S. 99-106. Elsevier, Amsterdam-New York 1985.

[8] Botez, M. I., T. Botez, M. Olivier: Parietal lobe syndromes. In: P. J. Vinken, G. W. Bruyn, H. L. Klawans (Hrsg.): Handbook of clinical neurology, Vol. 45, S. 63-86. Elsevier, Amsterdam-New York 1985.

[9] Brion, S., C. P. Jednyak: Troubles du transfert interhémisphérique. A propos de trois observations de tumeurs du corps calleux. Le signe de la main étrangère. Rev. Neurol. 126 (1972) 257-266.

[10] Broadbent, D. E.: Decision and Stress, Kapitel „Selective perception", „Primary memory". Academic Press, London 1971.

[11] Brown, J. W.: Frontal lobe syndromes. In: P. J. Vinken, G. W. Bruyn, H. L. Klawans (Hrsg.): Handbook of clinical neurology. Vol. 45, S. 23-42. Elsevier, Amsterdam-New York 1985.

[12] Brown, J.: Some tests of the decay theory of immediate memory. Q. J. exp. Psychol. 10 (1958) 12-21.

[13] Bundesministerium für Arbeit und Sozialordnung: Anhaltspunkte für die ärztliche Gutachtertätigkeit im sozialen Entschädigungsrecht und nach dem Schwerbehindertengesetz. Köllen, Bonn 1996.

[14] Cambier, J., P. Graveleau: Thalamic syndromes. In: P. J. Vinken, G. W. Bruyn, H. L. Klawans (Hrsg.): Handbook of clinical neurology, Vol. 45, S. 87 bis 98. Elsevier, Amsterdam-New York 1985.

[15] Von Cramon, D. Y., N. Mai, W. Ziegler: Neuropsychologische Diagnostik. Chapman und Hall, London-Glasgow-Weinheim 1995.

[16] Damasio, H., A. Damasio: „Paradoxic" ear extinction in dichotic listening: Possible anatomic significance. Neurology 29 (1979) 644-653.

[17] De Bleser, R.: Lese- und Schreibstörungen. In: H. C. Hopf, G. Deuschl, H. C. Diener et al. (Hrsg.): Neurologie in Klinik und Praxis, Band 1, S. 141 bis 144. Thieme, Stuttgart 1999.

[18] De Renzi, E.: Disorders of spatial orientation. In: P. J. Vinken, G. W. Bruyn, H. L. Klawans (Hrsg.): Handbook of clinical neurology, Vol. 45, S. 405-422. Elsevier, Amsterdam-New York 1985.

[19] De Renzi, E., L. A. Vignolo: The Token Test. A sensitive test to detect receptive disturbances in aphasics. Brain 85 (1962) 665-678.

[20] De Renzi, E., P. Faglioni: Normative data and screening power of a shortened version of the Token Test, Cortex 14 (1978) 41-49.

[21] Dongen, K. J., R. Braakman, G. J. Gelpke: The prognostic value of computerized tomography in comatose head-injured patients. J. Neurosurg. 59 (1983) 951-957.

[22] Drachman, D. A., J. Arbit: Memory and the hippocampal complex. Arch. Neurol. 15 (1966) 52-61.

[23] Ebbinghaus, H.: Über das Gedächtnis. Dunker, Leipzig 1885.

[24] Elsässer, G.: Zur Frage des versorgungsrechtlichen Zusammenhangs von Hirntrauma und Psychose. In: E. Rehwald (Hrsg.): Das Hirntrauma - Beiträge zur Behandlung, Begutachtung und Be-

treuung Hirnverletzter, S. 232-238. Thieme, Stuttgart 1956.

[25] Faust, C.: Die zerebralen Herdstörungen bei Hinterhauptsverletzungen und ihre Beurteilung. Arbeit und Gesundheit, Heft 57. Thieme, Stuttgart 1955.

[26] Feldmann, H.: Zur Diagnostik zentraler Hörstörungen. Dtsch. Med. Wochenzeitschrift 9 (1967) 377-383.

[27] Friedrich, P., F. Weickmann: Beurteilung von Schädel-Hirnverletzten ausgehend vom Grad der Bewußtseinsstörung. Zbl. Chirurgie 99 (1974) 993-999.

[28] Fröbes, J.: Lehrbuch der experimentellen Psychologie. Band 1 und 2, Herder, Freiburg 1923 bzw. 1922.

[29] Frühauf, K.: Darstellung eines Aphasieprüfverfahrens unter Beachtung von faktoren- und transformationsanalytischen Ergebnissen. Linguistics 196 (1977) 25-34.

[30] Frühauf, K.: Zur Quantifizierung der Hirnleistungsschwäche. In: H. D. Rösler, H. D. Schmidt, H. Szewczyk: Persönlichkeitsdianostik, S. 278 bis 289. Deutscher Verlag der Wissenschaften, Berlin 1970.

[31] Frühauf, K.: Zur beruflichen Wiedereingliederung von hirnverletzten Patienten unterschiedlichen Lebensalters unter Berücksichtigung neuropsychologischer Aspekte. Rehabilitation 33 (1994) 116-120.

[32] Gadamer, H. G.: Wahrheit und Methode, Band 1. J. C. B. Mohr, Tübingen 1990.

[33] Gainotti G.: Constructional apraxia. In: P. J. Vinken, G. W. Bruyn, H. L. Klawans (Hrsg.): Handbook of clinical neurology, Vol. 45, S. 491-506. Elsevier, Amsterdam-New York 1985.

[34] Geschwind, N., A. Damasio: Apraxia. In: Vinken, P. J., G. W. Bruyn, H. L. Klawans (Hrsg.), Handbook of clinical neurology, Vol. 45, S. 423-432. Elsevier, Amsterdam-New York 1985.

[35] Gloning, I., K. Gloning, H. Hoff: Neuropsychological symptoms and syndromes in lesions of the occipital lobe and the adjacent areas. Gauthier-Villars, Paris 1968.

[36] Grünthal, G. E. Störring: Über das Verhalten bei umschriebener, völliger Merkunfähigkeit. Mschr. Psychiatr. 74 (1930) 354-369.

[37] Gruhle, H. W.: Verstehende Psychologie (Erlebnislehre). Thieme, Stuttgart 1948.

[38] Gruhle, H. W.: Gutachtentechnik. Springer, Berlin-Göttingen-Heidelberg 1955.

[39] Gutjahr, W.: Die Messung psychischer Eigenschaften. Deutscher Verlag der Wissenschaften, Berlin 1972.

[40] Hartje, W., H. Rixecker: Der Recurring-Figures-Test von Kimura. Normierung an einer deutschen Stichprobe. Nervenarzt 49 (1978) 354 bis 356.

[41] Hartje, W., W. Sturm: Räumliche Orientierungsstörung und konstruktive Apraxie. In: W. Hartje, K. Poeck. (Hrsg.): Klinische Neuropsychologie. Thieme, Stuttgart 1997.

[42] Hécaen, H., J. de Ajuriaguerra, J. Massonnet: Les troubles visuo-constructifs par lésion parieto-occipitale droite. Encéphale 40 (1951), 122-179.

[43] Henze, R.: Experimentelle Untersuchungen zur Phänomenologie der Sprachgeschwindigkeit. Z. f. exp. u. angew. Psychologie 2 (1953) 214 bis 243.

[44] Heubrock, D.: Der Auditiv-Verbale Lerntest (AVLT) in der klinischen und experimentellen Neuropsychologie. Zeitschrift für differentielle und diagnostische Psychologie 13 (1992) 161 bis 174.

[45] Hörmann, H.: Theoretische Grundlagen der projektiven Tests. In: H. Thomae (Hrsg.): Handbuch der Psychologie, Band 6, S. 71-112. Hogrefe, Göttingen 1964.

[46] Huber, W., K. Poeck, D. Weniger: Aphasie. In: W. Hartje, K. Poeck, (Hrsg.): Klinische Neuropsychologie. Thieme, Stuttgart 1997.

[47] Ilmberger, J.: Deutsche Version des California Verbal Learning Tests. Institut für Medizinische Psychologie der Universität München 1988.

[48] Jaspers, K.: Allgemeine Psychopathologie. Springer, Berlin-Heidelberg-New York 1973.

[49] Jennett, B., J. Snoek, M. R. Bond et al.: Disability after severe head injury: observations on the use of the Glasgow outcome scale. J. Neurol. Neurosurg. Psychiat. 44 (1981) 285-293.

[50] Joschko, H.: Funktionelle neurologische Diagnostik, Band 1-4. VEB Fischer, Jena 1961, 1963, 1967, 1970.

[51] Joynt, R. J., G. W. Honch, A. J. Rubin et al.: Occipital lobe syndromes. In: P. J. Vinken, G. W. Bruyn, H. L. Klawans (Hrsg.): Vol. 45, S. 49-62. Elsevier, Amsterdam-New York 1985.

[52] Kerschbaum, P: Die Bedeutung psychologischer Testmethoden für die Neurosenbeurteilung bei Hirnverletzten. In: E. Rehwald (Hrsg.): Das Hirntrauma - Beiträge zur Behandlung, Begutachtung und Betreuung Hirnverletzter, S. 232-238. Thieme, Stuttgart 1956.

[53] Kimura, D.: Some effects of temporal lobe damage on auditory perception, Canad. J. Psychol. 15 (1961) 156-165.

[54] Kimura, D.: The recurring figures test. Zu beziehen über University Hospital, London, Ontario, Kanada 1963.

[55] Kimura, D.: Neuropsychological test procedures. Zu beziehen über University Hospital, London, Ontario, Kanada 1984.

[56] Kind, H.: Psychiatrische Untersuchung. Springer, Berlin-Heidelberg-New York 1991.

[57] Kloos, G.: Anleitung zur Intelligenzprüfung. Fischer, Jena 1943.

[58] Kolle, K.: Psychosen als Schädigungsfolgen. Fortschritte der Neurologie, Psychiatrie und ihrer Grenzgebiete 26 (1958) 101-120.

[59] Kretschmann, H. J., W. Weinrich: Klinische Neuroanatomie und kranielle Bilddiagnostik. Thieme, Stuttgart 1991.

[60] Kunz, U., N. Rückert, J. Tägert et al.: Clinical and neuropsychological results after operative and conservative treatment of arachnoidal cysts of the perisylvian region. Acta Neurochirurgica, Suppl. 42 (1988) 216-220.

[61] Leischner, A.: Aphasien und Sprachentwicklungsstörungen. Thieme, Stuttgart 1979.

[62] Levin, H. S., W. J. Hamilton: Outcome after head injury. In: P. J. Vinken, G. W. Bruyn, H. L. Klawans (Hrsg.): Vol. 57, S. 367-396. Elsevier, Amsterdam-New York 1990.

[63] Lezak, M. D.: Neuropsychological assessment. Oxford University Press 1995.

[64] Lienert, G. A.: Testaufbau und Testanalyse. Beltz, Weinheim 1961.

[65] Lienert, G. A.: Verteilungsfreie Methoden. Hain, Meisenheim 1962.

[66] Lindworsky, J.: Experimentelle Psychologie. Kösel und Pustet, München 1931.

[67] Luria, A. R.: Higher cortical functions in man. Tavistock, London 1966.

[68] Markowitsch, H. J.: Gedächtnisstörungen. Kohlhammer, Stuttgart-Berlin-Köln 1999.

[69] Mehrhoff, F., G. Muhr: Unfallbegutachtung. Walter de Gruyter, Berlin-New York 1999.

[70] Michel, L.: Allgemeine Grundlagen psychometrischer Tests. In: H. Thomae (Hrsg.): Handbuch der Psychologie, Band 6, S. 19-70. Hogrefe, Göttingen 1964.

[71] Miller, G. A.: The magic number seven, plus or minus two. Psychol. Rev. 63 (1956) 81-97.

[72] Milner, B., L. Taylor, R. Sperry: Lateralized suppression of dichotically presented digits after commissural section in man. Science 161 (1968) 184-185.

[73] Milner, B.: Interhemispheric differences in the localization of psychological processes. Br. Med. Bull. 27 (1971) 272-277.

[74] Mollwitz, G.: Der Unfallmann. Springer, Berlin-Heidelberg-New York 1998.

[75] Nelson, H. E.: A modified card-sorting test sensitive to frontal lobe defects. Cortex 12 (1976) 313-324.

[76] Orgass, B.: Eine Revision des Token Tests. Diagnostica 22 (1976) 70-87, 141-156.

[77] Osterrieth, P. A.: Le test de copie d'une figure complexe. Archives de Psychologie 30 (1944) 206-356.

[78] Peterson, L. R., M. J. Peterson: Short-term retention of individual verbal items. J. exp. Psychol. 58 (1959) 193-198.

[79] Poeck, K.: Temporal lobe syndromes. In: P. J. Vinken, G. W. Bruyn, H. L. Klawans (Hrsg.): Handbook of clinical neurology, Vol. 45, S. 43-48. Elsevier, Amsterdam-New York 1985.

[80] Poeck, K., M. Kerschensteiner, F. J. Stachowiak et al.: Die Aphasien. Akt. Neurologie 2 (1975) 159-169.

[81] Poeck, K.: Motorische Apraxie. In: Hartje, W., K. Poeck (Hrsg.): Klinische Neuropsychologie. Thieme, Stuttgart 1997.

[82] Poewe, W., G. K. Wenning, M. Gerlach et al.: Nicht-idiopathische Parkinson-Syndrome. In: H. C. Hopf, G. Deuschl, H. C. Diener et al. (Hrsg.): Neurologie in Praxis und Klinik, Band 2, S. 69-77. Thieme, Stuttgart 1999.

[83] Poppelreuther, W.: Die psychischen Schädigungen durch Kopfschuß im Kriege 1914/1916. Vol. I: Die Störungen der niederen und höheren Sehleistungen durch Verletzungen des Okzipitalhirns. Voss, Leipzig 1917.

[84] Rauschelbach, H. H., K. A. Jochheim: Das neurologische Gutachten. Thieme, Stuttgart 1997.

[85] Reider-Groswasser, I., M. Cohen, H. Costeff et al.: Late CT findings in brain trauma: relationship to cognitive and behavioral sequelae and to vocational outcome. Am. J. Roentg. 160 (1993) 147-152.

[86] Rey, A.: L'examen clinique en psychologie. Presses Universitaires de France, Paris 1964.

[87] Rey, A.: Epreuves mnésiques et d'apprentissage. Delachaux und Niestlé, Neuchatel 1968.

[88] Rückert, N., H. Graubner, H. Dietz: Dichotisches Hören mit manueller Reaktion als Testmethode zur Untersuchung cerebraler Dominanz. Unveröffentlichtes Vortragsmanuskript, präsentiert auf der Tagung experimentell arbeitender Psychologen Regensburg 1990.

[89] Ryle, G.: Der Begriff des Geistes. Reclam, Stuttgart 1969.

[90] Sadock, B., V. Sadock: Comprehensive Textbook of Psychiatry, Vol. I und II. Williams und Wilkins, Philadelphia 1999.

[91] Scheid, W. (unter Mitarbeit von Wieck, H. H., Stammler, A. et al.): Lehrbuch der Neurologie. Thieme, Stuttgart 1963.

[92] Schneider, K.: Klinische Psychopathologie. Thieme, Stuttgart 1967.

[93] Schnider, A.: Degenerative und symptomatische Demenzen. In: H. C. Hopf, G. Deuschl, H. C. Diener et al. (Hrsg.): Neurologie in Klinik und Praxis, Band 1, S. 106-128. Thieme, Stuttgart 1999.

[94] Schuell, H.: A short examination for aphasia. Neurology 7 (1957) 625-634.

[95] Schuell, H.: Differential diagnosis of aphasia with the Minnesota Test. University of Minnesota Press, Minneapolis 1965.

[96] Sipos, J., J. Tägert: Kurzverfahren zur Erfassung von aphasischen Störungen. Nervenarzt 43 (1972) 207-211.

[97] Sipos J., J. Tägert: Ein neuer dichotischer Hörtest als neuropsychologisches Untersuchungsverfahren. Nervenarzt 47 (1976) 329-232.

[98] Sparks, R., N. Geschwind: Dichotic listening in man after section of neocortical commissures. Cortex 4 (1968) 3-16.

[99] Spreen, O.: Stirnhirnverletzte im Rorschach-Versuch, Teil 1. Zeitschrift für diagnostische Psychologie und Persönlichkeitsforschung 3 (1955) 3-23.

[100] Spreen, O.: Stirnhirnverletzte im Rorschach-Versuch, Teil 2. Zeitschrift für diagnostische Psychologie und Persönlichkeitsforschung 4 (1956) 146-173.

[101] Störring, G. E.: Über den ersten reinen Fall eines Menschen mit völligem isolierten Verlust der Merkfähigkeit. Arch. ges. Psychol. 81 (1931) 257-384.

[101] Suchenwirth, R.: Abbau der graphischen Leistung. Thieme, Stuttgart 1967

[102] Tägert, J., H. J. Penn, J. Sipos: Figurenzeichnen als cerebrale Funktionsprüfung. Nervenarzt 44 (1973) 263-267.

[104] Tägert, J., J. Sipos, H. J. Penn: Der Aussagewert eines verbalen Assoziationsverfahrens in der Diagnostik von Großhirnläsionen. Psychopathometrie 2 (1976) 115-128.

[105] Tägert, J., D. Krian: Dichotische Testergebnisse bei aphasischen Patienten. Nervenarzt 49 (1978) 658-663.

[106] Tägert, J., J. Sipos, E. Markakis: Dichotic test results and speech disorders in patients with hemispheric lesion. Unveröffentlichtes Vortrags-manuskript, präsentiert auf der Tagung der International Neuropsychological Society in Deauville, 1982.

[107] Tägert, J., U. Kunz, N. Rückert et al.: Erfahrungen mit einer Form des dichotischen Hörtests. Psycho 19 (1993) 34-38.

[108] Tägert, J.: Auswendiglernen und Behalten von einsilbig-elementaren Worten bei Demenz, anderen neurologisch-psychiatrischen Störungen. Unveröffentlichtes Manuskript 1999.

[109] Testkatalog 1998/99. Testzentrale Göttingen-Bern, Hogrefe Göttingen.

[110] Vukovich, A. F.: Konstruktion psychologischer Tests. In: H. Thomae (Hrsg.): Handbuch der Psychologie, Band 6, S. 113-147. Hogrefe, Göttingen 1964.

[111] Wallesch, C. W., H. Johannsen-Horbach: Aphasien. In: H. C. Hopf, G. Deuschl, H. C. Diener et al. (Hrsg.): Neurologie in Klinik und Praxis, Band 1, S. 129-140. Thieme, Stuttgart 1999.

[112] Warrington, E. K.: Agnosia; the impairment of object recognition. In: P. J. Vinken, G. W. Bruyn, H. L. Klawans (Hrsg.): Handbook of clinical neurology, Vol. 45, S. 333-350. Elsevier, Amsterdam-New York 1985.

[113] Watt, F. N.: Depression and anxiety. In: A. D. Baddeley, B. A. Wilson, F. N. Watts: Handbook of Memory Disorders. Wiley, West Sussex 1995.

[114] Wechsler, D.: Die Messung der Intelligenz Erwachsener (Handbuch zum HAWIE), deutsche Bearbeitung von Hardesty und Lauber, Huber, Bern-Stuttgart 1956.

[115] Wernicke, C.: Der aphasische Symptomenkomplex. Cohn und Weigert, Breslau 1874.

[116] Wieck, H. H.: Lehrbuch der Psychiatrie. Schattauer, Stuttgart-New York 1977.

[117] Wilson, J. T. L., K. D. Wiedmann, D. M. Hadley et al.: Early and late magnetic resonance imaging and neuropsychological outcome after head injury. J. Neurol. Neurosurg. Psychiat. 51 (1988) 391-396.

[118] Wolfram, H., J. Neumann, V. Wieczorek: Psychologische Leistungstests in der Neurologie und Psychiatrie. In: Beiträge zur klinischen Neurologie und Psychiatrie, Band 54. VEB Thieme, Leipzig 1986.

[119] Zihl, J., D. Y. von Cramon: Zerebrale Sehstörungen. Kohlhammer, Stuttgart 1986.

[120] van Zomeren, A. H., R. J. Saan: The post-contusional syndrome. In: P. J. Vinken, G. W. Bruyn, H. L. Klawans (Hrsg.): Vol. 57, S. 397-420. Elsevier, Amsterdam-New York 1990.

Die folgenden Tests einschließlich bibliographischer Hinweise sind im Testkatalog der Testzentrale Göttingen–Bern, Hogrefe 1998/99 enthalten. Ein neuer Katalog soll im Frühjahr 2000 erscheinen.

[121] Amthauer, R., B. Brocke, D. Liepmann: Intelligenz-Struktur-Test 2000 (I-S-T 2000) 1998.

[122] Bäumler, G. (nach Stroop): Farbe-Wort-Interferenztest (FWIT) 1985.

[123] Bäumler, G.: Lern- und Gedächtnistest (LGT 3) 1974.

[124] Benton, A. L.: Der Benton Test. Deutsche Bearbeitung von A. Benton Sivan und O. Spreen 1996.

[125] Brickenkamp, R.: Test d2 Aufmerksamkeits-Belastungs-Test 1994

[126] Cattell, R.B., R.H. Weiß: Grundintelligenztest Skala 3 (CFT 3) 1971.

[127] Dahl, G.: Reduzierter Wechsler-Intelligenztest (WIP) 1986

[128] Erzigkeit, H.: Kurztest zur Erfassung von Gedächtnis- und Aufmerksamkeitsstörungen (SKT) 1992.

[129] Grant, D.A., E.A. Berg: Wisconsin Card Sorting Test (WCST) 1993.

[130] Hamster, W., W. Langner, K. Mayer: Tübinger Luria-Christensen-Neuropsychologische Untersuchungsreihe (TÜLUC) 1980.

[131] Horn, W.: Das Leistungsprüfungssystem (LPS) 1969.

[132] Huber, W., K. Poeck, D. Weniger et al.: Aachener Aphasie Test (AAT) 1983.

[133] Jäger, A. O., H. M. Süß, A. Beauducel: Berliner Intelligenzstruktur-Test 1997.

[134] Jäger, A. O., A. Althoff: Der Wilde-Intelligenz-Test 1994.

[135] Lehrl, S., J. Merz, G. Burkhard et al.: Mehrfachwahl-Wortschatz-Intelligenztest 1991.

[136] Lehrl, S., A. Gallwitz, L. Blaha: Kurztest für Allgemeine Intelligenz 1979.

[137] Metzler, P., J. Voshage, P. Rösler: Berliner Amnesietest 1992.

[138] Orgass, B. (deutsche Bearbeitung des Tests von De Renzi, E., L. A. Vignolo): Token Test 1982.

[139] Raven, J. C.: Standard Progressive Matrices (deutsche Bearbeitung von Heller, K. A., H. Kratzmeier, A. Langfelder) 1998.

[140] Reitan, R. M.: Trail Making Test 1979.

[141] Sturm, W., K. Willmes: Verbaler und Nonverbaler Lerntest 1999.

[142] Tewes, U.: Hamburg-Wechsler-Intelligenztest für Erwachsene-Revision 1991 (deutsche Bearbeitung des Tests von Wechsler, D.) 1994.

[143] Warrington, E.: Recognition Memory Test (RMT) 1984.

[144] Wechsler, D.: Wechsler-Memory Scale-Revised 1987.

[145] Weidlich, S., G. Lamberti (nach Hillers, F.): Diagnosticum für Cerebralschädigung 1993.

[146] Weiß, R.H.: Grundintelligenztest Skala 2 (CFT 20) 1997.

www.ingramcontent.com/pod-product-compliance
Lightning Source LLC
Chambersburg PA
CBHW081231190326
41458CB00016B/5743